HORIZONTE VERDE

"Un médico en la Selva Amazónica"

Dr. Marcelo Zambrano.

Edición independiente

2024

Título:
HORIZONTE VERDE
"Un médico en la Selva Amazónica"

Edición Independiente 2024

Autor:
Dr. Marcelo Zambrano.

Diagramación y diseño de carátula:
Carlos Fernando Quishpi Chafla

Derechos Reservados:
Se prohíbe la venta, reproducción, y/o copia de esta obra, en parte o en su totalidad, por cualquier medio posible, sin el permiso previo y por escrito del autor.

DEDICATORIA

"A mi madre, quien supo cultivar en sus hijos el valor de la sensibilidad hacia los más pobres y necesitados, lo cual me impulsó a servir en proyectos de acción social integral".

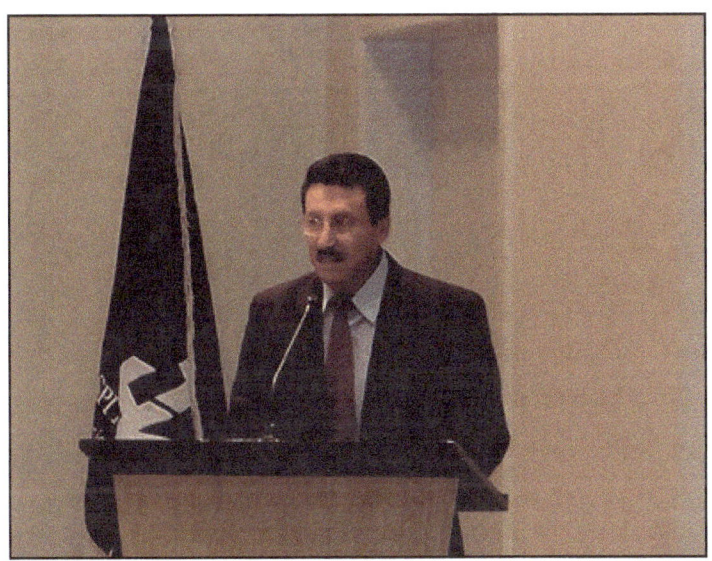

Dr. Marcelo Zambrano

ÍNDICE

Introducción. — 7

Prólogo. — 9

El inicio. — 13

La llegada. — 15

Mi primera comida en Curaray. — 18

La primera noche en la selva. — 22

El segundo día fue mejor. — 26

Mis primeros pacientes no eran tan míos. — 30

Una familia muy particular. — 33

La mordedura del cocodrilo. — 36

El primer encuentro con el shamán. — 39

Parecía que no necesitaban al médico. — 45

Los pacientes cuidando al doctor. — 48

La leyenda de sacha huarmi. — 55

Los juguetes de los niños en la selva. — 60

El rol de los niños en un velorio. — 64

La extraña enfermedad. — 68

El combustible valía oro y casi mi vida. — 72

Experiencias con letrinas.	78
La reconciliación con el shamán y trabajo en equipo.	83
El fin de una etapa. y el inicio de otro desafio.	89
La proyección interminable de un video.	93
La historia del caramelo.	97
Los pilotos de la selva.	102
Un inspector de salud muy especial.	107
El paracaidista.	111
El naufragio.	116
La sábana quemada.	122
Todo por una serpiente.	125
Las jóvenes tosedoras.	130
La charla de planificación familiar.	134
Todavía cantaban mi canción.	137

INTRODUCCIÓN

La cuenca del río Amazonas forma una inmensa franja de territorio que cruza el continente sudamericano. Desde el punto de vista geográfico, el gran río se inscribe sobre todo en Brasil; pero sus cabeceras y afluentes se originan en Venezuela, Colombia, Ecuador, Perú y Bolivia.

En 1987, luego de recibir el título de médico, elegí habitar en una comunidad aborigen como corolario de mi formación en la facultad de ciencias médicas de Quito, Ecuador. En ese momento ignoraba que mi permanencia en la verde llanura se prolongaría por varios períodos. Ahora, luego de varias décadas de ejercicio profesional y antes que dichos recuerdos se diluyan en la infidelidad de la memoria, me animo a contarlos con el propósito de no perder el mensaje implícito de aquellas vivencias resultaron determinantes para entender las necesidades de la gente, las cuales van más allá de la salud, el pan o la educación; y más bien se relacionan con la sustancia de los sueños de cada persona, y con la demostración de aquello que muchas veces no vemos a pesar de tenerlo tan cerca.

Intento relatar tales sucesos desde una óptica sanitaria y sociocultural. Refiero algunas realidades de las que fui partícipe, por ejemplo, la adaptación a un nuevo estilo de vida, la atención médica, el fenómeno salud-enfermedad, la tragedia, el humor y la nostalgia como parte del quehacer diario de quienes tuvimos la fortuna de ejercer en algún medio rural con escasos recursos para el óptimo desempeño de nuestra labor; sin embargo, esto se complementa con la riqueza de vivencias asimiladas, las cuales inciden en una nueva manera de pensar y una nueva manera de vivir que va más allá de la medicina.

Esta obra pretende dar una rápida mirada a mis años de estadía en la selva amazónica, pero, sobre todo, hacer un llamado a la reflexión sobre la situación de sus habitantes, quienes tratan de sobrevivir manteniéndose en armonía con el medio ambiente, en un pacto de no agresión con la naturaleza. El equilibrio se va perdiendo cada día, mientras estos dueños milenarios siguen amenazados por las enfermedades y la trágica depredación de la mayor reserva natural del planeta.

Dr. Marcelo Zambrano.

PRÓLOGO

El primer libro del Dr. Marcelo Zambrano merece una favorable acogida por cuantos quisieran disfrutar de la fascinación de la América del Sur. Es el recuento inicial del apostolado de un médico ecuatoriano que comienza su carrera profesional al servicio de sus compatriotas de la región amazónica, incorporándose así a la lucha ancestral contra dolencias vernáculas o contra los misterios de la selva que ellos y sus antepasados han sabido dominar o encausar hacia una transición a los tiempos modernos.

Esto implica nuevos rumbos para la Medicina Comunitaria, lo cual, en el caso del primer destino de actividad rural con que debuta el doctor Zambrano en los confines del río Curaray, de la provincia ecuatoriana de Pastaza, es irse al corazón de Sudamérica para afrontar un cotidiano desafío entre la tecnología moderna con la magia tradicional y milenaria de los shamanes y brujos que, a más de las invocaciones rituales, incluyen el uso de sustancias, yerbas y pociones apenas conocidas en el mundo occidental.

Todo esto implica el advenimiento del provecho de las tradiciones que surgen del majestuoso prodigio de la selva tropical, que no es sino la vigencia del tercer día de la creación. En efecto, la selva amazónica es el bosque tropical mayor del planeta, con un siete por ciento de su superficie global y una población mayor de veinte millones, integrada por habitantes de Brasil, Bolivia, Perú, Ecuador, Colombia, Venezuela, Surinam, además de la Guayana Francesa, para citar a los miembros del tratado de Cooperación Amazónico.

Esta selva sudamericana se ha revelado como una gran fuente de recursos y, sobre todo, como un gran reto a la capacidad y buen sentido de los ciudadanos que la integran.

Tal actitud ha conseguido, afortunadamente, detener en buena parte la tala indiscriminada de bosques y la ciega explotación de una tragedia ecológica de destrucción y degradación ambiental.

La verdad es que el aprovechamiento ciego de la selva húmeda sudamericana, supuesta como el último reducto de un paraíso terrenal, ha destruido millones de hectáreas, además de los inmensos incendios y la proliferación de redes viales que han venido a suceder a la majestad de los imponentes árboles que, con su tejido de lianas, brindaban sombras naturales bajo el sol perpendicular de la América del Sur.

Sin embargo, todavía nuestra selva es el mayor bosque tropical de la Tierra. Sus aguas son casi el veinte por ciento del agua dulce mundial. Ya empiezan a aparecer métodos madereros racionales; y se multiplican parques nacionales en la región por donde empieza a aventurarse un ecoturismo mejor informado, que coopera en defender la biodiversidad amazónica como una causa de compromiso mundial.

Es a esa cruzada donde ha decidido sumarse, a poco de su graduación, el doctor Zambrano, quien es así un valioso exponente de una generación de personas de moderna preparación científica que no ha vacilado en aislarse para la lucha contra las inclemencias de la jungla, así este libro resulta un testimonio documental de actualidad palpitante.

Pero junto a la conquista de la naturaleza, este médico popular aprendería en su misión amazónica a admirar el capital humano de los grupos nativos, triunfadores sobre los misterios y los problemas de la selva y, de ese modo, avanzaría en su apostolado, conquistando a niños y adultos, incluso a los shamanes y brujos, en un principio hostiles, para conformar entre todos un solo frente de lucha y encausar, en beneficio de la humanidad, los tesoros y el encanto de la maravillosa región de la selva ecuatoriana.

Al cabo de este período de servicios, el joven galeno recibió una carta de aceptación para un postgrado de especialidad en Buenos Aires, Argentina, en la Universidad (CEMIC).

Miguel Albornoz *

* Escritor y Poeta. Diplomático ecuatoriano. Maestro de Ciencias de Periodismo de la Universidad de Columbia de Nueva York. Doctor en Derecho de la Universidad Central de Quito. Miembro de la Academia Nacional de Historia de su país. Embajador ante la ONU por diez años. Candidato a la Presidencia del Ecuador, Autor de varios libros y Biografías Históricas sobre el río Amazonas, el Mississippi y el Paraná. Periodista y Conferencista. En el mes de marzo del año 2012 partió a la eternidad dejando un invalorable legado y testimonio ejemplar para las futuras generaciones.

EL INICIO

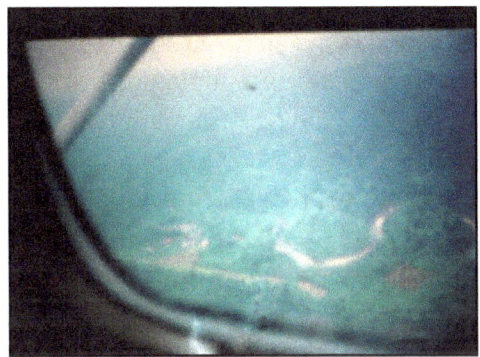

"...al bajar la vista por la ventana lateral me rendí ante aquella inmensa y homogénea alfombra verde que cubría la tierra sobre la cual volábamos, en un relieve plano, sin montañas y en aparente calma..."

El ensordecedor ruido del aeroplano servía de telón a mi angustia al percibir cómo nos bamboleábamos en medio de la tormenta; con mis manos sujetas con fuerza del cinturón de seguridad, miraba al frente con la esperanza de encontrar una ventana hacia el horizonte que nos marcara el rumbo. Por momentos, volvía la mirada al piloto; él trataba de ocultar su preocupación en silencio y con la vista atenta al tablero de instrumentos como si dependiera por completo de ellos, pues era imposible ver a través de las ventanillas del pequeño aparato. Sentía que mi vientre se desgarraba ante las reiteradas caídas en vacíos de aire, mientras el aviador esbozaba una sonrisa, seguramente para mitigar mi pánico.

Daba la impresión que el mal tiempo volaba con nosotros, y desde aquel infierno gris me reprochaba haber elegido un año de medicina rural en la selva amazónica ecuatoriana. Mis compañeros, pensaba, estarán descansando en la comodidad de sus destinos, después de llegar en vehículos que tenían la ventaja de moverse en el suelo. En cambio, yo estaba desesperado a 4.000 pies de altura y arrepentido de lo que había decidido sólo unos días antes, cuando me cautivó en el mapa la zona del río Curaray, tan lejana como abandonada, con habitantes aborígenes de varias etnias, en el extremo amazónico del país y con el antecedente de que en el pasado ningún médico había querido vivir en aquel lugar.

Al principio no tuve muy en claro el motivo de mi elección, que sostuve con tanto interés y firmeza frente al asombro de mis colegas de promoción. No se si me empujaba la distancia, la solidaridad o la curiosidad de descubrir nuevas experiencias. Simplemente, cedí al fuerte impulso de iniciar mi práctica médica de esa manera.

De pronto, cuando el escepticismo me había dominado, apareció un atisbo de claridad adelante, el parabrisas dejó de empaparse y las sacudidas se atenuaron. Estábamos saliendo de la tormenta y las benignas nubes blancas nos devolvían la quietud, mientras me preguntaba cómo era posible que una circunstancia de semejante apremio fuera la causa de un cambio repentino no sólo en el estado de ánimo sino también en las motivaciones, que por un momento se vieron desplazados por un sentir pasajero de supervivencia.

Conforme avanzábamos, ya podía divisar el cielo libre y azul; al bajar la vista por la ventanilla lateral me rendí ante aquella inmensa y homogénea alfombra verde que cubría la tierra sobre la cual volábamos, en un relieve plano, sin montañas y en aparente calma; aún no imaginaba la magnitud de vida en movimiento allí existente.

Yo buscaba el horizonte que se dibujaba frente a nosotros, pero ¡¡oh sorpresa!!, a lo lejos, el color de aquella interminable llanura parecía converger y talvez combinarse con el azul de nuestro techo natural, al punto de dejar grabado adelante en la aparente unión del cielo y la tierra, un límite con tinte especial que jamás había presenciado, teníamos enfrente un "HORIZONTE VERDE".

LA LLEGADA

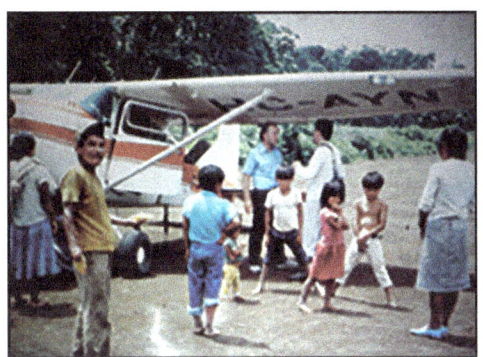

"...Cuando estuvimos más cerca del suelo, me percaté que también corrían adultos y mujeres con sus bebés en la espalda; entonces me invadió una singular angustia..."

Llegué a sentir los últimos minutos de vuelo como un premio a la primera etapa del accidentado viaje. Ahora meditaba en lo que podía encontrar a mi llegada, pues me habían informado que en el centro del pueblo había una construcción de madera que funcionaba como subcentro de salud. Era atendido por César, el enfermero, nativo indígena encargado de la parte preventiva y asistencial, quien cumplía todo tipo de actividades debido a la ausencia de médico. Además, sabía que en la zona habitaban varias etnias conocidas como Huaorani y Quichuas. En otra región de la provincia estaban los Shuaras y Achuaras.

Luego de cuarenta minutos de viaje, iniciamos el lento descenso hacia un claro minúsculo en medio de la selva. Aquella aparente llanura iba transformándose en millares de árboles, arroyos y pequeños relieves mientras el aparato enfilaba hacia la cabecera de la pista de tierra construida sin otros recursos que el esfuerzo de hombres, mujeres y niños, con herramientas simples como machetes, palas y hachas. Cual pequeñas hormigas, divisaba gente que corría hacia donde aterrizaríamos, eran niños sorprendidos por la inusual visita de la ruidosa máquina que traía personas "nuevas". Cuando estuvimos más cerca, me di cuenta que también corrían adultos y mujeres con sus bebés en la espalda; entonces me invadió una singular angustia al imaginarme lo que sería mi vida y mi trabajo en ese lugar durante un año.

Después de varios golpes secos ocasionados por el contacto de las ruedas contra el terreno, la avioneta se detuvo, al apagarse el motor, las ventanillas laterales se llenaron de rostros y miradas extrañas entre un concierto de voces y gestos incomprensibles que denotaban curiosidad y alegría.

Con aires de visitante bajé y procedí a extender la mano a todo aquel que se cruzaba en mi camino. A modo de saludo repetía: "imanalla tac cangui", que significaba ¿cómo está usted?; lo había aprendido unos días antes. Estaba en una comunidad Quichua de la región oriental. Entre aquellas personas de baja estatura, apareció un indígena fortachón, con ojos rasgados, que se acercó diciendo ¡¡¡ yo soy César, el enfermero!!! acto seguido, me apretó la mano como queriendo triturarla, mientras yo pensaba que el nombre convenía a su figura respetable; sentí un poco más de confianza al haber hallado al que sería mi ayudante y traductor. Todos colaboraron para descargar las cosas, entre las que estaban mis elementos personales, instrumental médico, remedios y demás provisiones.

Cuando el avión partió de regreso, tuve una leve sensación de soledad porque se alejaba la única vía de salida de la enmarañada selva a donde no llegaban las carreteras.

La gente no se movió hasta ver como el avión se perdía en el aire, en ese momento terminaba una parte del espectáculo. Luego, todos volvieron sus miradas al nuevo visitante que trataría de aliviar sus dolencias, sus males físicos y espirituales, pues estaban acostumbrados a que los shamanes y curanderos realizaran sus tratamientos en forma "integral", esto es, en el contexto del individuo, la familia y sus creencias.

Sentía mil ojos escudriñándome de pies a cabeza y escuchaba los susurros mientras caminaba detrás de César, en medio de la caravana de ayudantes, hacia el río en donde nos esperaba el mejor transporte fluvial de la zona: el bote a motor del subcentro médico.

Navegamos durante pocos minutos por el río Curaray hasta llegar al pequeño puerto que no era más que una playa de arena y barro cerca de aquello que sería mi consultorio y casa. Las viviendas estaban ubicadas a considerable distancia unas de otras, a ambas márgenes del río, en una superficie aproximada de 30 kilómetros cuadrados.

Allí vivían o sobrevivían unos 600 aborígenes en condiciones casi "naturales", es decir, haciendo lo posible para satisfacer sus necesidades físicas y emocionales en armonía con la naturaleza, tratando de no contrariarla porque este ambiente maravilloso podía proveer los medios de subsistencia, pero también estaba plagado de riesgos, como inundaciones, extrañas enfermedades y animales hostiles en la tierra y el agua. A todo eso se sumaban el aislamiento geográfico y la falta de asistencia médica adecuada.

Se restableció la caravana para trasladar los enseres desde el río hasta el subcentro de salud, la primera morada de este asombrado médico cuyas expectativas inmediatas eran las de insertarse cuanto antes en el nuevo medio. Ya próximo al consultorio, me era difícil creer que aquella endeble estructura de madera y techo de hojas de zinc sería mi vivienda y lugar de trabajo. Mis pertenencias quedaron apiladas en el lugar de ingreso. Al cabo de unos minutos, todos se habían marchado, excepto César, que me explicó la función de cada una de las tres habitaciones. Se entraba por la sala de espera; luego venía el consultorio con una mesa, dos sillas y una camilla, separado por una cortina, seguía el dormitorio del médico con una diminuta cama de madera y un colchón en donde instalé mis cosas. El enfermero, entretanto, volvió a su casa ubicada a unos treinta metros. "¡¡Nos vemos más tarde!!" dijo, sin yo imaginarme el sentido del tiempo entre los nativos pues muchos no tenían reloj, después lo sabría…

MI PRIMERA COMIDA EN CURARAY

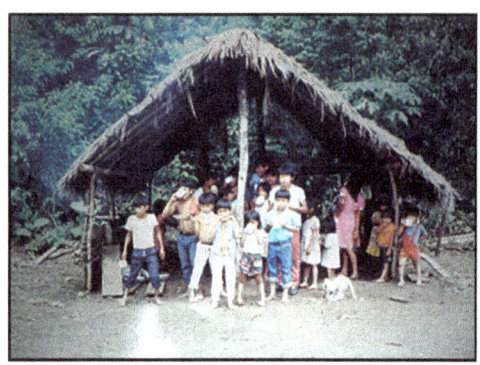

"...probé un poco de caldo que me pareció sustancioso, así que metí la espaciosa cuchara en el recipiente con la esperanza de encontrar algunas proteínas con forma de carne..."

El tiempo avanzaba desde mi llegada por la mañana, el enfermero se había despedido unas seis horas antes. Los preparativos del viaje me privaron del desayuno, y a las cinco de la tarde terminé de beber las pocas latas de gaseosa que traje. Cuando tuve que caminar por los alrededores de la casa buscando una letrina o algo parecido; al no hallarla, utilicé el árbol más próximo. Pero mi preocupación crecía debido a la sensación de hambre, puesto que había olvidado mis provisiones en la ciudad y estaba a expensas de lo que podían ofrecerme, pero mi asistente no daba señales de vida.

De pronto, apareció un pequeño con el esperado aviso: "dice mi papá que vengas a comer". Contento y presuroso, seguí al niño pensando que al fin iba a reconciliarme con el estómago luego de saborear alguna suculenta comida de la selva, que por más extraña que fuera no vendría mal en ese momento.

Una vez en la casa, me di cuenta de que era una construcción sencilla llamada choza, con paredes de junco y techo de paja entretejida con prolijidad, me asombró que varias personas mantuvieran una activa conversación en su idioma. Cuando entré pidiendo permiso, vi una habitación que funcionaba como el living o el vestíbulo, donde había gente sentada en troncos muy bien dispuestos a lo largo de las paredes.

Percibí un ambiente de asombro y timidez, pues sus voces, de súbito, se desvanecieron en susurros, y pronto advertí de quién hablaban.

Enseguida apareció César desde la otra habitación usada como cocina; se disculpó por haberme dejado solo; en esas horas de ausencia, había ido a cazar para ofrecerme "algo bueno para comer", Luego, me presentó al resto de la familia por parte de su señora, pues él provenía de otra zona muy distante; en total serían unos veinte, entre suegros y cuñados con esposas e hijos. César me llevó a la cocina, en donde estaba su compañera y otra mujer, apresuradas por preparar el plato especial de la noche que, por el reguero de sangre y pelos, parecía corresponder a algún animal grande. Enseguida, mi curiosidad me incitó a examinar el entorno en busca del nombre de mi cena, pero César acortó mi pesquisa cuando me comunicó el menú: un mono que había cazado esa misma tarde. De inmediato, me condujo a un rincón en el cual, susto de por medio, pude ver la cabeza del animal; ¡de veras, era grande el mono!

Luego de hacerme a la idea de que sería una experiencia interesante, me aseguré de pedir al dueño de casa me sirviera una porción blanda, por ejemplo, el muslo, rico en carne-, por el temor de tener que saborear alguna otra parte de la anatomía del monito. César tomó mi pedido con un gesto que no supe interpretar, pero me dio la impresión de que yo había sido claro.

Luego volví al sitio de los invitados para ensayar algunas charlas entrecortadas por la dificultad de hacerme entender y por la timidez imperante en la habitación. A la par de la conversación, circulaban "mocahuas" o vasijas con "chicha". No era otra cosa que la yuca o mandioca cocinada unos días antes; se masticaba en ceremonia familiar para que, luego de un proceso de fermentación de tres a cinco días, el sumo estuviera listo para ser servido mezclado con agua del río; el sabor me pareció agradable, aunque preferí olvidar cómo se elaboraba. El efecto de una substancia llamada "amilasa" contenida en la saliva y depositada con la masticación pocos días antes, actuaba de catalizador para una rápida fermentación.

Al cabo de una interminable espera, salieron de la cocina enormes mocahuas con el precioso alimento, y, por supuesto, uno de los primeros afortunados fue el ilustre visitante. Atesoré entre mis manos aquel alimento, con delicadeza para no derramar la sopa, era mi primera comida del día, una especie de caldo caliente. Después, tomé mi cuchara y aguardé con ansias a que todos fuesen servidos, pero César me animó a ser yo quien comenzara. Encantado, probé un poco de caldo que me pareció sustancioso, así que metí la espaciosa cuchara en el recipiente con la esperanza de encontrar algunas proteínas con forma de carne, quizás el muslo que yo había solicitado y que estaba bien dispuesto a saborear. En el fondo de la mocahua, sentí algo sólido, móvil y amorfo; empecé a llevarlo a la superficie para considerar cómo iba a comerlo, pero bastaron dos segundos para que mi hambre se convirtiera en horror al ver que emergía, agarrada con firmeza a mi cubierto, una mano negra con todos sus dedos y sus uñas. Levanté la vista y percibí a mi alrededor que me observaban, en especial los niños. Desconozco si ponían más atención a la mano del mono o a mi desencajado rostro. Pensé que se trataba de un error, así que sumergí de nuevo la cuchara en busca de alguna otra porción más grata, pero se repitió la historia: otra mano oscura….

Comprendí que había recibido las dos manos sin haberlas pedido y asumí que quizás estaba pagando el derecho de visita con alguna broma, solamente que no escuchaba risas por ningún lado. En un gesto de silenciosa resignación y de cierto enfado, concluí el caldo, a la vez que ofrecía las manos del mono a los niños que se apresuraban a aceptarlas llegando incluso a disputarse cada parte y hasta cada dedo. Esto era demasiado evidente para el resto del auditorio, que solamente miraba y hacían comentarios en su lengua. Yo pretendí conservar una diplomática sonrisa. Después de entregar mi vasija, y mientras bebía otra ronda de chicha, agradecí al enfermero por la cena, pero sin hablar sobre el menú. Me disculpé con el argumento de que debía continuar acomodando las cosas y volví al consultorio.

Una hora más tarde tocaban a la puerta; era César, que apareció con un poco de arroz y mandioca (yuca) cocida. Manifestó su preocupación por mi falta de apetito; oportunidad que aproveché para invitarlo a conversar acerca del suceso. Le comenté que no estaba acostumbrado a comer esa parte de los animales y le pregunté sonriendo si no se trató de alguna gracia o costumbre de iniciación de la zona. Me explicó muy parco lo siguiente: para ellos la carne de mono es uno de los platos favoritos de la selva, y no la comen seguido porque es difícil de cazar. Además, las porciones más apetecibles son las manos y los pies, en particular los músculos llamados "lumbricales" de la parte distal de las extremidades, las cuales son plato exquisito dedicado a los invitados. En este caso, decidieron ofrecerme las dos manos como un gesto de generosidad y halago, procurando que recibiera lo mejor. De inmediato, reflexioné sobre la implicancia de lo que había rechazado y de cuán equivocado estuve al pensar que se trataba de una broma.

El choque de culturas se hizo notorio, pero mis disculpas y explicaciones favorecieron el entendimiento mutuo y también el compromiso de ser más flexible y curioso con las futuras experiencias. Acto seguido, César se despidió, mientras yo comía el más delicioso arroz frío con yuca que había probado en mi vida, a la vez que recordaba el gozo inefable de los niños saboreando cada huesito del suculento manjar...

LA PRIMERA NOCHE EN LA SELVA

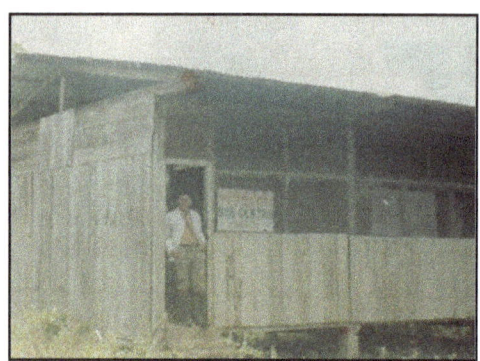

"...escuché el revoloteo de varias aves que parecían arremeter contra las paredes; desconcertado y temeroso, encendí mi linterna para ver qué ocurría y pude divisar varias sombras aleteando a mi alrededor..."

Después de un día pleno de emociones y de nuevas experiencias, me dispuse a descansar en la habitación contigua al consultorio. Se hizo de noche, y me alumbré con una de las velas que había llevado, pues conocía de antemano la inexistencia de luz eléctrica en ese lugar. Mis cosas se hallaban dispersas por el piso, sobre el colchón y en una mesita de madera. La prioridad en ese momento era preparar la cama para un justo descanso; bastaba con las sábanas y una almohada, ya que se prescindía de frazadas debido al clima tropical; además, a la mañana tendría el tiempo suficiente para ordenar el resto.

Mientras caminaba por el dormitorio, me llamó la atención que el piso de tablas no estuviera a ras de la tierra, sino elevado a unos cincuenta centímetros. Recordé que era una forma de protegerse contra inundaciones y de evitar que se colaran por sus hendiduras animales pequeños; pero me preocupaba la fragilidad de la madera porque las tablas crujían a cada paso. Eso era entendible, se trataba de una construcción de unos cinco años, y la humedad había deteriorado la consistencia de los tablones. Alrededor de la luz de la vela, empezaron a revolotear decenas de insectos que ingresaban fácilmente por unas aberturas próximas al techo a modo de ventanas; a esto se sumó el interminable murmullo de toda la vegetación circundante. Esa noche tuve que adaptar mi vista y oídos al ambiente selvático en el que se palpaba la enorme magnitud de vida existente.

Levanté el colchón por unos instantes para cerciorarme de que debajo no hubiera ningún otro huésped atraído por el desuso y la humedad, pero el persistente olor de insecticida me confirmó la limpieza previa que el bueno de César había realizado. A continuación, me despojé de mi ropa, apagué la vela y, ayudado por una linterna, me sumergí entre las sábanas dejando solamente mis ojos al descubierto para sondear movimientos, sombras, ruidos, etcétera, que me llamaran la atención. Asimismo, el recuerdo de lo acontecido durante el día me incitó a mil elucubraciones sobre la impresión que habría causado y las futuras expectativas mediatas e inmediatas.

Me distrajo un ruido especial que provenía del techo y me recordaba los gorjeos de las palomas en la parte superior de las casas. El sonido era cada vez más intenso, entonces alumbré mi linterna hacia arriba para averiguar de qué se trataba, pero sólo observé las siluetas de los mosquitos de diferente tamaño que circundaban el cuarto, en especial, en torno de la fuente de luz. Si bien el ruido iba en aumento, deduje que también debería habituarme porque para eso había viajado a la selva.

Comencé a dormir porque estaba agotado, pero me desperté a cada rato para apartar de mi cara algún mosquito que pertinaz se acercaba a saludarme, así que no me quedó otra opción que cubrirme entero con la sábana. Treinta minutos después, una serie de ruidos me despertó; e inmerso en las tinieblas de mi cuarto, escuché el revoloteo de varias aves que parecían arremeter contra las paredes; desconcertado y temeroso, encendí mi linterna para ver qué ocurría y pude divisar varias sombras aleteando a mi alrededor, ¿pájaros a esta hora...?, me preguntaba. Mis dudas se disipaban conforme la luz enfocaba a esas aves con cuerpo de ratón, que emitían sonidos agudos. ¡Eran murciélagos en busca de comida! En ese momento, pensé que la sábana era demasiado frágil para protegerme y no sabía cómo reaccionar frente a una situación tan desesperante. Tal vez porque estos "bichos" no mostraban interés en acercarse ni atacarme, me sentí más tranquilo y procuré infundirme fuerza y resignación pensando que retornaría la normalidad en algún momento. En efecto, los murciélagos se retiraron, probablemente, satisfechos con el festín de los insectos más pequeños del lugar pues el que estaba en la cama debió haberles parecido grande. Asustado, no dejaba de preguntarme qué estaba yo haciendo en mitad de la nada, pero me dominó el cansancio y sucumbí al sueño, siempre protegido por el vasto escudo de tela que me envolvía por completo.

Habré dormido muy poco, cuando desperté, pues me urgía ir al baño debido a la cantidad de líquido que había tomado. Pero ésta era una noche pródiga de sorpresas. Dudaba si levantarme o no, por la distancia de la letrina, unos treinta metros que me resistía a recorrer, para evitar otros sobresaltos. Entonces pensé en el árbol que había usado en la tarde; esta vez sería más fácil porque no correría el riesgo de ser visto. Esto último me decidió a incorporarme; de inmediato y con firmeza para ganarle al miedo, pegué un gran salto hacia el piso. Mi único recuerdo es el modo en que crujieron las tablas mientras se partían como si fuesen de papel, a la vez que todo mi cuerpo se sumergía dentro de la casa, hasta que mis pies tocaron la húmeda y cálida vegetación del fondo. Después de dar un grito, y consciente de que estaba solo y aterrado, intenté abandonar ese agujero lo antes posible, pues me angustiaba la idea de que saltarían sobre mí ranas, serpientes y escorpiones.

Salí arrastrándome como pude, todo lleno de barro, y regresé a la cama, recuperé la linterna y pude apreciar cuan grave era la situación, parte del piso se había hundido con mi salto olímpico provocando un enorme agujero. Aún no podía creer lo sucedido; enlodado y con disgusto, volví a bajar muy lentamente por el otro lado de la cama y caminé hacia la puerta de la casa. Anduve dos metros más, pude vaciar mi vejiga y mi furia, luego regresé pensando si iba a poder dormir un rato o me mantendría desvelado hasta el amanecer. Ahora no sólo estaba cubierto por la sábana, sino también por el barro y los temores, simultáneamente sentía mis aceleradas palpitaciones como un instrumento más en ese concierto maravilloso de sonidos nocturnos. A momentos inclinaba la miraba hacia el agujero que parecía sin fondo esperando a que saliera algo o alguien producto de mi agitada imaginación del momento.

EL SEGUNDO DIA FUE MEJOR

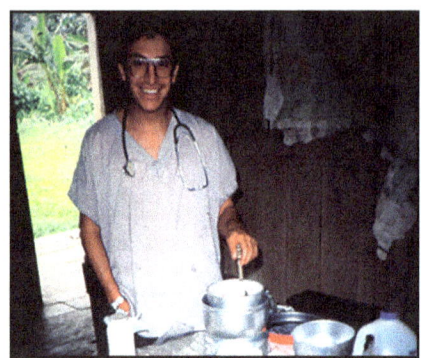

"...Aquella tarde, tuve el privilegio de enterarme de una parte de su vida y de su cultura, así como también de atender a algunos pacientes que no estaban acostumbrados a que los examinara otro aparte del shamán o el curandero..."

Me desperté con la incipiente luz de la mañana, y lo primero que vino a mi mente fue la pesadilla de unas horas antes y el colosal hueco que había en el piso de madera. Me calcé los zapatos, tomé una toalla y un jabón, y caminé con sumo cuidado, por las dudas de que otra tabla estuviese floja. Al salir de la vivienda aspiré profundamente ese aire natural con olor a vegetación que me pareció agradable; me dirigí al río que estaba a unos metros de distancia, necesitaba refrescarme, pero, sobre todo, quitarme el barro de encima.

En el corto camino, pude observar de cerca la choza del enfermero y el modo en que el humo salía por la parte superior, anunciando que algo estaba cocinándose. Por un instante volví a pensar en el mono como elemento principal del desayuno y me acerqué.

Cuando subí los dos escalones, pude ver a César sentado a la entrada; tenía entre sus manos un palillo de tamaño superior a los escarbadientes comunes, el cual usaba con ese propósito. Intercambiamos saludos, y me preguntó cómo había pasado la noche, mientras miraba con cierto asombro los restos de barro que me cubrían. Le respondí que bien después de haber salido del agujero que provoqué en el piso. Enseguida nos reímos cuando le conté lo sucedido; y en son de broma agregué que no volvería a dormir en ese lugar. Aproveché para confesarle que no tenía alimentos y que dependía de él a partir de ahora. -No hay problema doctor -me dijo- Como anoche me di cuenta que no te gustó el mono, esta mañana te estoy preparando una infusión de hierbas para acompañar a la yuca (o mandioca). Mi estómago brincó de alegría mientras me apresuraba rumbo al río, sin duda las cosas estaban mejorando.

Al llegar a la orilla del Curaray, me sorprendió su inmensidad y su calma. Tenía unos ochenta metros de ancho, y apenas se notaba el movimiento de la corriente; a corta distancia, estaban amarradas algunas piraguas pequeñas y el bote con motor destinado a las tareas médicas. Se podía divisar un paisaje lúgubre entre la niebla, y en la quietud del alba se oían diversos cantos de las aves que iniciaban su vuelo. Al sumergirme en el río, sentí un poco de temor, por lo que hice una inmersión rápida y después, desde la orilla, procuraba abastecerme del agua necesaria para mi higiene.

Cuando volví a la choza, nos sentamos, y su esposa nos sirvió en una pequeña mesa que habían traído los niños. Le pregunté si ella iba a sentarse con nosotros, pero sólo sonrió y dijo que no. Ya en mitad del desayuno, mientras conversábamos, el enfermero propuso que nos trasladáramos a otra casa de madera perteneciente a la autoridad civil de esa parroquia, estaba habitada por el secretario de la Tenencia Política, funcionario mestizo a quien definiría como Don Alonso, un pequeño gran hombre conocido por su sabiduría pues en ocasiones actuaba como juez de paz en problemas que a veces surgían entre los habitantes. Le presenté mi caso de la noche anterior, lo cual causó una risa interminable en el secretario quien después de enterarse del incidente me ofreció hospedaje temporal, acepté la oferta antes de conocer donde iba a dormir pues cualquier lugar sería mejor al piso agujereado del Subcentro de salud en donde había quedado parte de mi pellejo como huella y testimonio inolvidable.

De inmediato, inicié la mudanza, que consistía en dos mochilas y una cama, acomodé rápido mis cosas. Luego, fuimos con César al consultorio; allí conversamos sobre el trabajo, mi función, los objetivos y otros temas relevantes, a la vez que ordenábamos los medicamentos y el equipo, el cual se encontraba en ese sitio desde su inauguración, dos años atrás, con la idea de tener un médico permanente.

Me llamaba la atención que no vinieran los pacientes a pesar del anuncio de mi llegada; ya vendrán, decía César. Entretanto, yo aprovechaba para formular toda pregunta referente a los lugareños: sus preferencias, sus temores ante los extraños, su manera de vivir. Yo estaba interesado en conocer las causas más comunes de enfermedades y mortalidad, datos fundamentales para el trabajo de un médico rural, quien debe saber de qué se enferma y de qué se muere la población a su cargo. Entretanto escuchaba las tranquilas respuestas de César, los ojos se me abrían incrédulos al contarme la triste historia: quienes más fallecían eran los niños. Según sus estimaciones, en cada familia aproximadamente la mitad de los hijos morían antes de llegar a los cinco años; los motivos fundamentales eran la diarrea, enfermedades respiratorias y los accidentes en la selva o en el río. Este terrible dato epidemiológico terminó de conmoverme cuando me refirió que allí los adultos no llegaban a vivir más allá de cincuenta años en promedio.

Yo no dejaba de indagar, en espera de los pacientes que no venían. Así transcurrió la mañana y llegó la hora de almorzar en su casa, la cual, sin que mediara pacto alguno, se había convertido en el lugar donde iba a comer los primeros meses. El menú era distinto, la esposa de César había sacrificado una gallina, y ese gesto me alegró.

La zona en que estábamos era casi el centro de la parroquia; había sólo algunas casas, y las demás estaban distribuidas a en la extensa ribera del Curaray y sus afluentes, con una distancia considerable entre cada vivienda. La parroquia o área de mis obligaciones médicas era extensa y se conducía por el rio. Por tal motivo, y en vista que los pacientes no venían, dispuse por la tarde dirigirme, acompañado por el enfermero, a las casas cercanas para darme a conocer. Eso, a posteriori, se transformaría en una costumbre vespertina a manera de visitas domiciliarias. Aquella tarde, tuve el privilegio de enterarme de una parte de su vida y de su cultura, así como también de atender a algunos pacientes que no estaban acostumbrados a que los examinara otro aparte del shamán o el curandero. Ya entrada la noche, emprendimos la vuelta y llegamos con una mezcla de agotamiento y alegría que tambien podía ver en Cesar; su temor inicial de tener a un médico "controlador" a su lado se convirtió en confianza y respaldo, en virtud de la afinidad que asomaba y crecía entre nosotros.

Esa noche, en mi nueva vivienda, pude reflexionar en la considerable posibilidad de desarrollar un trabajo médico útil en medio de un paraje tan vasto y con tantas necesidades.

Cuando la diminuta vela se consumió, logré descansar sin contratiempos en mi flamante vivienda. Pensaba en lo que me depararían los siguientes meses de permanencia en el lugar y aún desconocía que lo mejor estaba por venir…

MIS PRIMEROS PACIENTES NO ERAN TAN MIOS

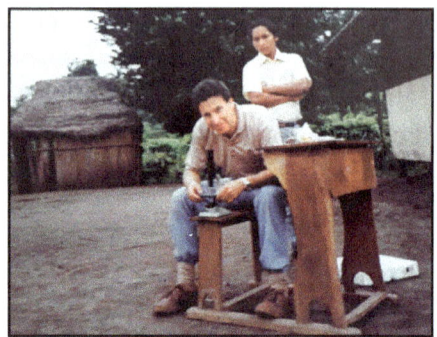

"...porque los buenos curanderos detectaban el origen del problema sólo con mirar a los ojos de las personas..."

La comunidad tenía una larga historia en donde se entremezclaba la convivencia de etnias, sobre todo, quichuas y huaoranis. En ocasiones, teníamos visitas de avionetas con pequeños comerciantes llamados "mercachifles". Existía un sistema de ambulancia aérea a través de un equipo de radio para evacuar a los pacientes; eso era complejo por la distancia y las malas condiciones de la pista de tierra, en especial cuando llovía, o sea, la mayor parte del año, pues ello dificultaba la operación de las aeronaves. En ese contexto, y debido a la magnitud de la población, calculada en más de seiscientas personas esparcidas a lo largo del río principal y sus afluentes, se imponía la necesidad de que alguien se dedicara a tratar sus problemas de salud. Según las referencias de mi asistente, había dos shamanes o curanderos cuyo ejercicio, era a base de yerbas y pócimas, con la práctica de determinados rituales y cada uno con su propio estilo. Otra persona recolectaba y prescribía yerbas exclusivamente para infusiones, era el "yerbero". Además, estaba César que había logrado con cierto éxito, conquistar la confianza de la gente; por supuesto después de él, estaba yo tratando de encontrar mi lugar.

Los primeros días eran de una tranquila espera, pues no llegaban los pacientes; más tarde, se fueron acercando, en forma paulatina, personas de los alrededores que engrosaron mi planilla de atención, incluso aquellas atendidas en mis visitas por el río. Como la mayoría no hablaba castellano, César hacía de traductor. Los motivos de consulta eran problemas inmediatos y relativos a leves accidentes, como traumatismos, cortaduras; infecciones, fiebre por malaria... Me llamó la atención que no me requirieran por otro tipo de males que, sin embargo, había detectado en mis visitas, por ejemplo, malnutrición, parasitosis, tos crónica, escabiosis (rascabonito o sarna). Tampoco llegaban las embarazadas que habían sido citadas.

Cuando un paciente acudía, primero hablaba con César, debido al idioma y a una lógica timidez; luego, el enfermero le tomaba la presión arterial, el peso, y era conducido al consultorio. Yo le había pedido que aprovechara ese momento para promover la confianza en mi persona; pero en realidad ese objetivo iba a necesitar su tiempo, pues no era cuestión de palabras sino de demostraciones.

Después de la obligada serie de preguntas sobre su dolencia, invitaba al paciente a subir a la camilla tratando de implementar la técnica aprendida para el examen clínico. Esta práctica aquí era más lenta de lo habitual; a ello contribuía la dificultad y el pudor por parte de los nativos, en especial las mujeres, para descubrir partes de su cuerpo a un nuevo "shamán". Durante la revisión, hablaban en su lengua con el enfermero y no sabía si eran simples comentarios o quejas. Luego, indicaba las pautas del tratamiento, con la mayor sencillez posible porque la mayoría de adultos no sabía leer y debíamos confiar en su memoria para la adecuada de medicamentos.

Posteriormente, fue aumentando el número de consultas, lo cual favorecía mi trabajo; pero continuaba intrigándome la llamativa costumbre de hablar con el enfermero en su idioma mientras yo les examinaba. Más curiosa aún me parecía la actitud de mi asistente, pues era evidente cierto recelo en contarme sobre sus charlas con los pacientes.

Una tarde, en tanto recorríamos un sendero hacia una vivienda, le pregunté con insistencia cuál era la causa. Ante mi asombro, César me confesó que los comentarios de los pacientes se referían a una permanente comparación de mi estilo con el de los shamanes de la zona. Mi interés fue en aumento, así que persistí en el interrogatorio para que me detallara en qué consistían esas comparaciones. Durante nuestra caminata, relató que la gente consideraba con extrañeza mi manera reiterativa de preguntar sobre su problema; el hecho de tener que quitarse la ropa para el examen; el uso de aparatos, como el estetoscopio o la luz para ver sus oídos, nariz y garganta. Me tranquilicé pensando que era esperable tal impresión al presenciar por primera vez cómo trabaja un médico. Pero pronto volví a preocuparme, cuando César agregó que la gente estaba acostumbrada a los shamanes, que no hacían tantas preguntas, porque los buenos curanderos detectaban el origen del problema sólo con mirar a los ojos de las personas, no precisaban examinarlas; buscaban directamente la solución a través de ceremonias y ritos, incluyendo en ellos bebidas naturales y preparados desconocidos, con la modalidad privativa de cada terapeuta….

Esta experiencia me llevó a darme cuenta de que estaba instalada en la comunidad una manera de atender a sus padecimientos físicos muchas veces ligados a un contexto espiritual. Cada persona tenía preferencia por uno de los dos shamanes, y después, por el yerbero o el enfermero que intervenían con menor protagonismo en los procesos de salud y enfermedad de aquella población. Y ahora se sumaba el médico, que venía de afuera tratando de encontrar un lugar en sus milenarias costumbres y preferencias.

Arribé a la conclusión de que mis primeros pacientes no eran tan míos como pensaba a mi llegada, comencé a preocuparme por el grado de confianza, de profunda fe y de adherencia hacia los shamanes. ¿Acaso yo me estaba poniendo celoso? ¿Acaso yo me sentía con derecho de desarraigar esa dinámica comunitaria? Parecía que no me necesitaban, entonces debía pensar en cómo involucrarme sin causar conflicto, recordé que el respeto hay que ganárselo y que la empatía debía ser un ejercicio diario….

UNA FAMILIA MUY PARTICULAR

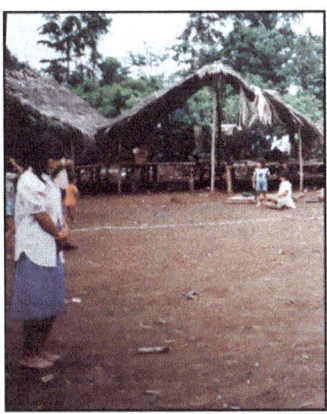

"Al observar detenidamente, me di cuenta que utilizaba como pincel una porción de su cabello..."

Con el transcurso de los días y de las semanas, mi mente y cuerpo iban adaptándose a la nueva forma de vivir; mis costumbres habían cambiado, y cada amanecer significaba otro desafío y la oportunidad de un nuevo aprendizaje no sólo concerniente a las enfermedades.

Me dediqué a observar lo que pasaba a mi alrededor mientras iba y venía, captó mi especial atención el estilo de vida de los niños. Ellos, cuando están sanos y alegres, parece que tuvieran la misma sonrisa y los mismos ojos como en cualquier parte del mundo.

Por las mañanas, al estar en el río durante mi higiene matutina, me sentí atraído por una piragua o canoa chica que salía de la otra orilla donde se hallaba una de las chozas más cercanas al consultorio. Pude divisar, diariamente, a un grupo de cuatro niños que atravesaban el ancho río en esa canoa y, después de atarla a un árbol, se iban a pie hacia la pequeña escuela situada como a un kilómetro. Allí los esperaban los profesores -en algunos casos, maestros indígenas-, quienes les instruían en su idioma nativo y en castellano, con la modalidad bilingüe. No tenían una gran cantidad de alumnos asistiendo a clases, quizás por la distancia que debían recorrer y por la preferencia de algunos padres de que se quedaran ayudando en la siembra, la pesca o la cacería.

Un día en que estaba de visita por la escuela, al inicio de la tarde, reconocí a aquellos pequeños vecinos que salían de regreso a su casa, les propuse acompañarlos hasta el río; allí nos separaríamos, pues debían cruzarlo. La corta caminata fue tan fructífera que me gané su confianza; nos reíamos, a pesar de que no habían almorzado.

Cuando llegamos a la orilla, sentí una gran curiosidad por enterarme de cómo iban a ser recibidos en su hogar. Me inquietaba llegar sin haber avisado y en un horario en que el estómago se torna clamoroso. Al fin, decidí pasar por imprudente y me subí a la piragua con los chicos en dirección a su casa. Me llamó la atención que no saliera humo de la parte superior de la choza, como era común a la hora en que todos comían. Desembarcamos y anduvimos a pie por la arena hasta la vivienda. Por un momento imaginé que una madre o un padre saldría sonriente a recibir a sus retoños, que volvían hambrientos después de unas seis horas de estudio y de juego.

Al acercarnos a la vivienda, vi en su interior a una sola persona, sentada en el piso decorando una mocahua (vasija de arcilla) con varios colores. La madre respondió al saludo de los chicos con alguna frase, pero sin mirarlos; cuando la saludé en castellano, me contestó en su idioma, pero seguía inmutable en la pintura. Al observar detenidamente, me di cuenta que utilizaba como pincel una porción de su cabello; permanecí allí parado pues sólo deseaba mirar y, aunque no fui invitado a pasar, presencié toda la escena debido a la ausencia de paredes. Me volví para ver a la hija mayor, de unos diez años, atizando el fuego en un fogón, que consistía de tres troncos unidos por sus extremos; siempre estaban calientes y listos para mantener la llama después de agitar el aire con un manojo de grandes hojas. Allí puso después a calentar una olla con pedazos de yuca (mandioca), mientras tanto sus hermanos menores se apresuraban a comer algo que estaba colgado de una esquina del techo y que consistía en carne ahumada unos días antes, con seguridad producto de una cacería. La mujer continuó pintando mientras los hijos se sentaron, con sus mocahuas preparadas para recibir una sopa de mandiocas que su hermana había calentado. Ellos me miraban sonrientes, pero no me animaba a pedirles nada porque la olla era pequeña. Según me contaron, su padre estaba pescando y había almorzado antes con su madre.

Reflexioné un momento sobre la escala afectiva de aquella familia, el nivel de responsabilidad de los padres y la percepción de una débil muestra de afectos por parte de la señora; después llegaría a entender que así funcionan algunos hogares en la selva.

La madre estaba preparando cerámica con la esperanza de intercambiarla con algún objeto valioso, puesto que en ocasiones acuden visitas desde el exterior por vía aérea y traen botitas de caucho, muy útiles para proteger los pies de sus hijos de las mordeduras de serpiente. El padre estaba buscando el alimento diario porque, al no existir una heladera o refrigerador, no podía conservarse por mucho tiempo. El proceso de ahumar sólo servía para algunos días y cambiaba bastante el sabor de la carne fresca.

Los progenitores enseñaban a sus hijos cómo abastecerse desde pequeños por encontrarse en un ambiente que, si bien era su hogar, también era peligroso. La mortalidad de los niños en los primeros cinco años de vida era elevada, aunque no debidamente registrada; en otras palabras, de cada dos niños que nacían vivos, en promedio uno iba a fallecer antes de llegar a los cinco años pues los accidentes eran comunes en medio de la espesura, además las enfermedades infecciosas respiratorias y los problemas intestinales avanzaban sin piedad sobre esos pequeños cuerpos que luchaban por generar defensas en su diaria lucha con el medio imperante. La consigna era sobrevivir hasta llegar a los 6 años, la escuela, instancia en que estos anónimos guerreros desarrollaban una formidable inmunidad que les daba el derecho a mirar hacia el futuro con cierta seguridad, claro está, siempre que se cuiden de los infaltables accidentes.

LA MORDEDURA DEL COCODRILO

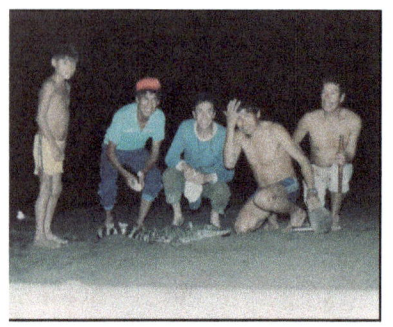

"...Tenían su propia manera de expresar los afectos y muchas veces elegían no mostrar sus emociones para dar cabida a decisiones pragmáticas, en un ambiente que combina las maravillas naturales, a menudo muy difundidas, con los peligros que a diario acechan a sus dueños, aquellos que caminan por ese suelo y navegan por sus aguas..."

Una mañana me levanté tan sosegado que ni siquiera recordaba el día de la semana y menos la fecha del mes. Hacía un sol radiante, y enseguida tomé la toalla para dirigirme al río. Será una jornada tranquila, pensaba; luego de haberme bañado, volví para preparar el desayuno. Había conseguido harina, un poco de levadura, y me di el gusto de hacer unas tortillas fritas en aceite para acompañar al café; entretanto, recordaba las ocasiones en que Enmita, mi prolija madre me repetía una y otra vez las recetas durante aquel curso acelerado en Quito, cuando se enteró de que yo pasaría a vivir en la selva. Eso no hubiera sido motivo de preocupación, salvo porque en mi lista de habilidades culinarias lo más complejo que hacía era un huevo frito, y me consideraba afortunado si lograba mantener la integridad de la yema, mientras que por otro lado mi arroz ya preparado parecía más bien un concierto de bolas pegoteadas...

Mientras terminaba el desayuno escuché la voz del enfermero llamándome porque tenía un paciente; me dispuse a salir con calma al suponer que sería algún problema común. Llegué al consultorio y vi a una señora de pie, a su esposo acostado en la camilla y a César que le efectuaba una curación. Me acerqué y ¡oh sorpresa!, a este hombre le faltaban dos dedos del pie. Efectivamente, era un problema común: ¡una mordedura de cocodrilo!, por suerte, de uno pequeño. El animal estaba merodeando la noche anterior por la casa de esta persona, quien -a diferencia mía- acostumbraba bañarse por la noche en el río.

Observé en detalle la lesión, se trataba de una especie de desgarro, había huesos y tendones colgando con un tenue sangrado. Lo ideal hubiera sido asistir la herida desde un comienzo para disminuir la pérdida de sangre y la posibilidad de infección, aliviar el dolor y lograr una reparación más adecuada. En vista de que no estaban muy lejos y podían navegar con la misma eficiencia tanto de día como de noche, le pregunté por qué no habían acudido esa misma noche, Ante tal interrogante, la esposa bajó la cabeza, frente a lo cual el hombre pronunció unas frases en su idioma. César sonrió y enseguida me tradujo la respuesta del herido: "Ellos veían que era de noche y que tal vez ya estabas dormido, y no querían molestar tu sueño".

¡Increíble ¡Mi gesto de reclamo se transformó en vergüenza! Me sentí conmovido por lo que eso significaba, ese hombre estuvo toda la noche con una herida abierta y sólo envuelta en un trapo, asimilando su propio dolor como un verdadero "cari" (varón) porque no quería perturbar el descanso del doctor. Ahora era yo el que agachaba la cabeza, pues me había quedado sin palabras.

Procedimos a efectuar la curación de la herida tratando de reparar los tejidos desgarrados. A la vez que aplicaba anestesia local, le pedí por medio del enfermero me relatara lo sucedido. Aquella noche, él se sumergió parcialmente en la orilla del río junto a su casa mientras se refrescaba por el intenso calor, parece que el pequeño caimán estaba buscando alimento y se encontró con la pierna de mi paciente. Refería que, al notar la presencia del animal, trató de escapar lo antes posible y sólo sintió un fuerte dolor, esto no le impidió alcanzar la orilla. Se sorprendió cuando vio su pie cubierto de sangre y constató que le faltaban dos dedos. Además, tenía señales de colmillos y desgarros por toda la pierna; menos mal fue una mordida de fracción de segundo.

Mi intención inicial era brindar los primeros auxilios y solicitar luego una avioneta para evacuarlo a un centro quirúrgico, pero el paciente no deseaba ser llevado al exterior e insistía en que fuera yo quien tratara por completo su problema. Doble halago en ese día: aparte del respeto por mi sueño, ahora me ofrecía toda su confianza. Pero yo era consciente del tamaño compromiso que eso implicaba.

Aquella mañana, nos demoramos varias horas y fueron necesarios algunos refuerzos de anestesia local. Conocía la magnitud de la responsabilidad que estaba asumiendo para que este hombre no sólo se recuperara, sino que además pudiera volver lo más íntegro posible a sus actividades obligatorias en una selva que no acepta personas con discapacidades.

Ese día aprendí algo más. Los valores de sus habitantes eran de tal riqueza, que a menudo ponían en riesgo su propia vida por el bienestar de otros. Y pensar que unos días antes había dudado del amor y preocupación de los padres cuando sus hijos regresaban de la escuela cansados y hambrientos. Tenían su propia manera de expresar los afectos y muchas veces elegían no mostrar sus emociones para dar cabida a decisiones pragmáticas, en un ambiente que combina las maravillas naturales, a menudo muy difundidas, con los peligros que a diario acechan a sus dueños, aquellos que caminan por ese suelo y navegan por sus aguas.

EL PRIMER ENCUENTRO CON EL SHAMAN

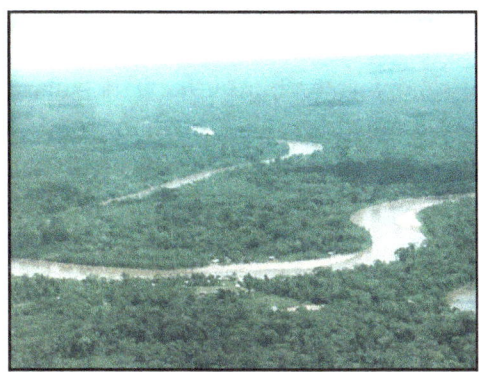

"...En medio de la conmoción, el doctor yacía sentado en una esquina de la habitación, sufriendo el quebranto y desbordado por la tragedia..."

Durante siglos, en los países latinoamericanos, los sanadores tradicionales (yerberos, chamanes o shamanes, hueseros, fregadores, hechiceros, sobadores, etc.) han sido quienes proveían de asistencia sanitaria, en especial, en lugares donde no llegaba la medicina alopática, y aún lo hacen.

El Curaray es una extensa zona con viviendas desperdigadas por las orillas del gran río y sus afluentes, en mi área de influencia vivían cerca de seiscientos habitantes, y era lógico pensar que tendrían a personas dedicadas a tratar los problemas de salud.

Por aquellos días, mientras repartía mi tiempo entre la atención del consultorio y mis visitas vespertinas, escuché el rumor acerca de un niño que estaba bajo tratamiento con el shamán de la zona de Quilloalpa, un sitio ubicado a considerable distancia y que no integraba mi itinerario habitual. Le pregunté a César sobre el problema del niño. Me contestó que, cuando un enfermo era conducido al curandero para un tratamiento prolongado, por lo general se enteraba la comunidad entera por tratarse de un asunto importante. Además, esa noticia en alguna manera alimentaba la eterna curiosidad del grupo, sobre todo, cuando uno de sus miembros iniciaba la desigual lucha contra la enfermedad y la muerte. Semejante expectativa también lleva implícita una evaluación permanente de la eficiencia y calidad del curandero.

Consulté de nuevo con César si era conveniente un corto viaje para acercarnos a dar auxilio. Me respondió que, si la familia fue al shamán habiendo un médico en la zona, era porque se fiaban más de esa terapia; y mi presencia, por lo tanto, provocaría algún conflicto. Me pareció razonable y comprendí que, en este caso, únicamente debía unirme a la curiosidad general, como un expectante más que se alimentaba de los rumores que recorrían el río en forma de comentarios, que entremezclaban la realidad con la fantasía.

Habían pasado casi dos semanas, al cabo de las cuales dejé de indagar acerca de este asunto. Una mañana, estando solo en el consultorio, oí que se aproximaban algunas personas provenientes del río. Pude divisar, entre el bullicio y los gemidos, que adelante venía un hombre joven con un niño entre sus brazos. Supuse que podría ser cualquier chico con alguna lesión producida por un accidente, y salí presuroso a recibirlo. Apenas lo miré, me sorprendió el frágil estado de salud que aparentaba; e hice señas al padre para llevarlo a la camilla del consultorio. Cuando lo examinaba, mandé llamar al enfermero en procura de ayuda. Aún desconocía quién era el pequeño paciente, porque todos dialogaban en quichua y yo me concentraba en evaluar sus signos vitales. Se encontraba sin conocimiento y con su respiración entrecortada; era evidente la rigidez de nuca y las rodillas flexionadas, cuadro que se convierte en una pesadilla con la que ningún médico desea encontrarse, y menos en estas condiciones. Una meningitis, pensaba yo mientras intentaba encontrar una vía venosa en uno de sus brazos para administrar un suero de hidratación. Los gemidos de su madre indicaban que percibía mi preocupación, Mi mente era una máquina febril, pues me debatía entre el deber de prestarle al enfermo los primeros auxilios y la escasa posibilidad de solicitar un aeroplano ambulancia para su traslado, debido a la llovizna persistente y a la pista mojada que impedirían cualquier aterrizaje.

Cuando llegó el enfermero, pude al fin averiguar lo sucedido Pronto, César me informó que se trataba del niño del cual habíamos oído hablar hace dos semanas. Empezó con tos y fiebre. Estos síntomas fueron en aumento a tal punto que sus padres optaron por el tratamiento tradicional en la zona. Estuvo algunos días en la casa del curandero, el cual, después de intentar en vano diversos métodos de cura, recomendó a los padres llevarlo al consultorio médico en vista de las preocupantes complicaciones. Pude conocer con exactitud los procedimientos efectuados, pero preferí no mencionarlos en este libro, tal vez apelando a la ética y al respeto por las tradiciones ancestrales que rigen en la selva. Después de todo, el shamán no despreció mi ayuda al enviarme al paciente, pues bien podía haber aconsejado a los padres que lo condujeran a su casa para que muriese allí.

Mientras asistíamos al pequeño, se iba aclarando mi diagnóstico, había signos alarmantes de depresión pulmonar, circulatoria y neurológica, no se trataba solamente de meningitis sino de una septicemia. Esto acontece cuando los gérmenes han invadido a través de la sangre todos los órganos del cuerpo, lo cual era grave y probablemente fatal. Luego de realizar los primeros procedimientos en estos casos, dejé al enfermero a cargo, para dirigirme a la escuela donde se encontraba la radio y pedir una ambulancia aérea. Ya había previsto la respuesta: era un día inoperable para vuelos en la base. Estaba enterado de que eran necesarios dos días sin lluvia para que la pista volviera a estar en buen estado; y también que, navegando por el río, la travesía duraba más de quince días. Volví resignado e intranquilo, con el pensamiento de que mi única intención, tal vez, había sido compartir mi problema con alguien al otro lado de la radio.

Estuvimos con el enfermero pendientes de algún resultado positivo a nuestro tratamiento, pero el pequeño aún no reaccionaba, sentía que su vida se apagaba frente a nuestra impotencia. Llegaron más miembros de la comunidad, en parte para solidarizarse con la familia, pero también atraídos por la curiosidad. Nadie quería comer o tomar nada, estábamos simplemente agobiados por la desesperanza;

consideré que era el momento de hablar con los padres. Acompañado por César en la tarea de traducir, expliqué a los progenitores mi impresión del problema y mi pronóstico no muy alentador. Ellos en realidad venían preparándose desde que decidieron acudir la noche anterior; después de una breve conversación, volví al consultorio sin percatarme del momento en que los padres se habían marchado. Tanto el enfermero como yo ignorábamos a dónde se fueron, quizás en busca de otro curandero de la zona que sustentara la esperanza siempre latente en un padre. Yo seguía junto al pequeño pensando que más podría hacer.

Cuando empezó a oscurecer, acepté una mocahua con chicha que alguien trajo. Una vez entrada la noche, los curiosos se retiraron dejándonos con el paciente, que permanecía inmóvil y con sus signos vitales deteriorados. En algún momento, percibimos ruidos del exterior y, al asomarme por la ventana, me di cuenta de que habían regresado los padres, ahora con tres niños más, o sea, el resto de sus hijos. Dijeron que los habían ido a buscar para que se despidieran de su hermanito. En cuanto entraron, todos fueron a la camilla, y la atmósfera se impregnó de llantos y gemidos hasta hacer tambalear mí ya menguada fortaleza. Delicadamente les pedí que no se acercaran demasiado para tocarlo, a causa del riesgo de contagio, de poco sirvió; entonces no pude contenerme, y las lágrimas empezaron a brotar. El motivo no fue sólo el dolor, también la mezcla de impotencia y enojo por no haber podido atenderlo en una etapa temprana de la enfermedad. Era probable que hubiera pasado lo mismo, me decía, pero eso no me consolaba; y pensar que en la facultad un profesor una vez nos advirtió que el médico no debía llorar con sus pacientes. Por fortuna, la teoría había quedado en las aulas.

El padre permaneció en la habitación contigua cuidando el sueño de los otros hijos, y la madre estaba sentada en el suelo adormecida, apoyando su cabeza en el borde de la camilla. Mi pequeño paciente dejó de respirar. Miré a mi alrededor, todo era silencio, todos dormían; me sentí más solo que nunca. No estaba entrenado para dar esa noticia a la persona que lo tuvo en su vientre y lo parió con dolor, a la que mil veces le ofreció su pecho cual regalo maravilloso de nutrientes y defensas para que pudiese pelear contra las enfermedades; esta vez había perdido. Me acerqué a ella, cuando toqué su hombro, levantó la mirada y vio en mi rostro lo que no me atrevía a expresar; todo fue congoja en aquella madrugada. En medio de la conmoción, el doctor yacía sentado en una esquina de la habitación, sufriendo el quebranto y desbordado por la tragedia.

Con la luz de la mañana y entre la lluvia, observé cómo se alejaban en el bote. Yo me negaba a aceptar un final distinto. César me preguntó si quería ir a su casa para tomar algo, respondí con otro interrogante: "¿dónde vive el curandero?" El me miró y, antes de contestar, preguntó "¿por qué?". Le contesté que debíamos ir a la choza del shamán de inmediato; el enfermero frunciendo el ceño trató de disuadirme hasta el punto de aconsejar que, si lo desairábamos fuertemente, podríamos recibir alguna maldición. No era costumbre acudir al "consultorio" del curandero para recriminar y menos para ofender y afectar su honor en la comunidad, si algo había salido mal era culpa del destino ligado a la dinámica espiritual que rodeaba al fenómeno salud-enfermedad-muerte. Vanos fueron los intentos del enfermero aborigen para evitar esa salida médica producto de mi desasosiego y que no tenía otro motivo sino increpar a alguien que ni siquiera conocía...

Cuando navegábamos en el bote a motor, sentía una combinación de tristeza y molestia por lo sucedido, estaba resuelto a dejar en claro mi desacuerdo con el shamán y esperar su contestación en cuanto lo tuviera frente a mí. Al cabo de unos treinta minutos de viaje, llegamos a una casa a orillas del río, era tan temprano que desde la proa de la lancha sólo vislumbré a un hombre mayor de tal vez ochenta años, con el agua hasta la cintura tomando su baño matutino. Me dirigí a César para que le preguntara dónde estaba el curandero, pero me dijo que era aquel anciano a quien tenía adelante. ¡¡Vaya sorpresa!!, me lo había imaginado como alguien joven y fuerte con quien iba a enfrentarme y desahogar mis penas, pero ahí estaba el sonriente anciano que hablaba en su lengua mientras César le refería lo acontecido con el pequeño, el hombre mayor inclinó su cabeza en señal de congoja; de pronto irrumpí con el discurso que había preparado de antemano, dejando escapar entre palabras y gestos toda mi frustración. El viejo solo miraba sin entender ni decir nada. César también guardaba silencio; pocas veces me sentí tan solo y vacío hablando al aire junto a dos personas que me miraban sorprendidos en esa mañana selvática; esas dos sabias personas supieron guardar la prudencia mientras observaban a un visitante altanero quien alzaba la voz en tierra ajena mostrando resistencia a las costumbres y rituales que gobernaban su historia.

Dimos media vuelta ante el asombro del shamán que permanecía de pie sobre el río, Ya de regreso y, sentado en el piso de la canoa, me preguntaba el motivo de mi actitud incorrecta e impulsiva, al fin y al cabo, yo era un extraño tratando de adaptarme...

Aquella experiencia sirvió para establecer la diferencia entre aquello que yo podía ofrecer y lo que no podía cambiar. Por entonces, ignoraba que al Shamán lo tendría como paciente más adelante, pero eso es tema de otro capítulo. Al llegar a casa, me había quedado dormido en el bote.

PARECIA QUE NO NECESITABAN AL MÉDICO

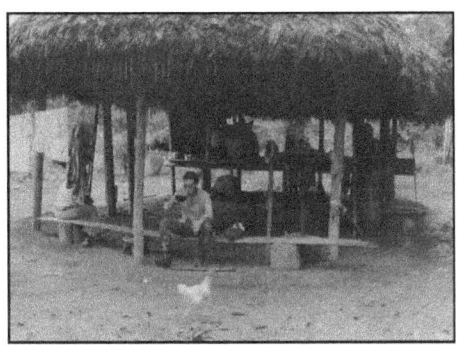

"...Una vez pasado el trance, empezaba a descifrar e interpretar las visiones que había tenido y las experiencias vividas por el paciente..."

Los sanadores tradicionales en el caso de la parroquia de Curaray, eran varias personas que se dedicaban a la difícil tarea de mantener la salud y tratar las enfermedades en la comunidad. El rol de cada una de ellas era lo que más llamaba la atención, pues se diferenciaban entre sí por sus particulares rituales, pócimas, procedimientos e indicaciones; eso me recordaba las especialidades en el ámbito común de la medicina. César estaba incluido, pero era el de más bajo perfil mientras yo el de más bajo rango hasta ese momento.

Estaba el encargado de las yerbas medicinales, conocido por la mayoría como el yerbero. Se caracterizaba por sus preparados y recetas, las cuales, según mi opinión, integraban las llamadas mezclas inocuas que ofrecían alivio y curación para algunas enfermedades. Sin duda alguna, al sentirme su colega, por nuestros propósitos comunes, en principio traté de granjearme la simpatía del hombre joven que había heredado de su padre el conocimiento ancestral de las plantas medicinales. A pesar de nuestro trato amistoso, era evidente que no estaba dispuesto a compartir conmigo ciertos conocimientos. Lo incomodaba la constante cercanía de un médico que iba a competir inevitablemente con su práctica y mediante métodos distintos de los suyos. Sin embargo, la relación era afectuosa, y pude cultivar una amistad abierta pero amparada en el respeto mutuo.

Estaba también aquel cuya tendencia era atender los problemas con elementos naturales más reservados y con ceremonias que denotaban un componente metafísico en el origen de las dolencias de quienes acudían a su casa. Ésta además hacía de consultorio y en ocasiones allí permanecía el paciente por algunos días, me admiró que albergaba a sus pacientes en su propia casa. A ese curandero me referí en el capítulo anterior, y era llamado por su nombre o conocido como el shamán o chamán que "sacaba el mal". En otras palabras, quienes solicitaban sus servicios se sentían ojeados o bajo el efecto de algún trabajo espiritual hecho por otras personas que deseaban malos augurios y con las cuales en el pasado tal vez tuvieron disputas o antipatías; a veces, la sospecha recaía en miembros de otras comunidades distantes. Entre los rituales con este hombre se incluía la famosa "ayahuasca". Era una mezcla de hierbas alucinógenas que el curandero bebía y en ocasiones compartía con el enfermo. Una vez pasado el trance, empezaba a descifrar e interpretar las visiones que había tenido y las experiencias vividas por el paciente. Los diagnósticos o veredictos eran a menudo motivo de tranquilidad y paz, otras ocasiones provocaban venganzas personales que no siempre se resolvían de la mejor manera.

Por último, estaba aquel a quien nadie se atrevía a llamar por su nombre, simplemente le decían el brujo (palabra importada desde el exterior), aparecía poco en los eventos de la comunidad. La mera mención de él envolvía el ambiente de temor y misterio, no era frecuente hablar de sus procedimientos. En el tiempo que pasé en ese lugar, apenas lo pude conocer, pues solamente tenían acceso ciertas personas que, según los comentarios, consultaban con el propósito de ejercer un maleficio sobre alguien por un sentimiento de hostilidad o de venganza. Sus métodos eran parecidos a los del shamán encargado de ahuyentar el mal, pero con mucha más privacidad y absoluta discreción. Durante la ceremonia, el brujo recurría a prácticas ocultas, y el estado de éxtasis en que lo sumía la potente ayahuasca le hacía "descubrir" diagnósticos y a veces malos augurios. La víctima por lo general no llegaba a enterarse. Muchas veces, presumían que alguno, con su obra maléfica, era el causante de un evento adverso, de una enfermedad o de malestares varios, pero estos procedimientos estaban envueltos en un velo de misterio, dudas, mitos, y supersticiones que formaban parte de la cultura ancestral que era necesario respetar…

Frente a esta mixtura de terapias y terapeutas, yo trataba de incorporarme de la manera más prudente (otras veces no tanto) a la práctica de la sanidad del cuerpo y del espíritu, al principio en desigual competencia debido a la predilección histórica de los nativos hacia los sanadores habituales. Desde el punto de vista de sus tradiciones, parecía que podían prescindir del médico, pero mi propósito se basaba en la epidemiología y la estadística. En efecto, a medida que me adentraba en la realidad de estas personas y de sus familias, más claramente podía constatar el alto índice de enfermedades y muertes prevenibles que asolaban la población, sin respetar la edad ni el género. Era común ver en la semana varios casos de malaria; alguien podría decir que se trataba de la "selección natural" y que no se debía intervenir en la evolución de un pueblo. Sin embargo, como médico, era incapaz de consentir que los peligros de la naturaleza y la falta de prevención diezmaran permanentemente a quienes tenía la obligación de cuidar para que vivieran más y con la mejor salud, para tener el derecho a soñar y a desarrollarse en un ambiente difícil; El lúgubre dato que denotaba el elevado índice de mortalidad infantil, fortalecía diariamente el ánimo de mi trabajo.

LOS PACIENTES CUIDANDO AL DOCTOR

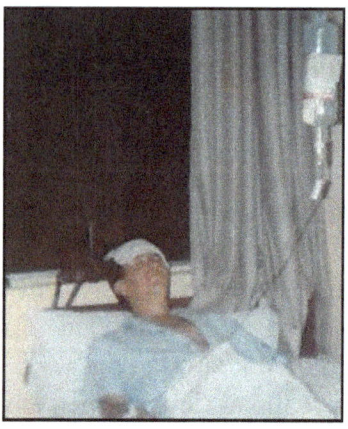

"... buscaba en vano la causa de la dolencia, mi desconcierto impedía que sea "profeta en mi propio cuerpo..."

En ocasiones, tenía la posibilidad de salir por vía aérea hacia la ciudad de Puyo, gracias a un convenio con el sistema de avión ambulancia. Ello me permitía presentar informes de mi trabajo a la Dirección Provincial de Salud y retirar insumos y medicamentos. Aprovechaba mi permanencia de varios días para comprar algunas provisiones para el regreso.

Por ese entonces escuché que requerían un médico para viajar a cierta comunidad azotada por un brote de gastroenteritis cuya causa se ignoraba. En vista de que aún contaba con una breve licencia, me ofrecí a ir por dos días. Preparé los elementos útiles para tal misión y subí a la avioneta; después de un recorrido de casi una hora, descendimos en la pista de tierra. Cuando la aeronave se fue, me dirigí a la escuela junto con el líder de la tribu Shuar, a fin de acondicionar un lugar para consultorio, pero no sirvió de mucho porque los pacientes, niños, adolescentes y adultos, estaban enfermos en sus casas y no podían ser movilizados. Por lo tanto, dimos asistencia médica a domicilio y enseñamos la mejor manera de realizar la hidratación en estos casos. Era llamativa la recurrencia del mal, pues durante varias semanas unos sanaban mientras otros enfermaban; eso me hacía pensar que no se trataba de un brote de virus o de la presencia de bacterias comunes de pronta resolución, además conocía que la parasitosis tiene otra manera de presentación más benigna.

Era una comunidad pequeña de unos ochenta habitantes, que vivían en forma concéntrica alrededor de la pista y no estaban tan dispersos como en el caso de Curaray. Por tal motivo deduje que algún factor común podía ser la causa.

Pregunté reiteradamente al líder de la comunidad respecto de determinadas comidas que hayan ingerido todos. Era costumbre realizar cacerías o pesca en forma comunitaria y traer grandes cantidades de alimento que era consumido durante varios días, en especial, en poblaciones pequeñas como ésta, pero parecía no ser ése el origen. Con respecto al modo de aprovisionarse de agua, yo pensaba que su fuente era el gran río ubicado a poca distancia. Pero me contestaron que en los últimos meses habían realizado una tarea comunitaria con la finalidad de concretar la derivación de un pequeño arroyo que pasaba a unos seiscientos metros y así tener agua más fresca y sabrosa que la del río. Me acordaba de la experiencia de aquel médico, personaje de "La Ciudadela" de Cronin, quien detectaba la causa de gastroenteritis y muertes en una población urbana. Esta manera de proveerse del agua la habían inaugurado hacía unos cuantos meses.

Era demasiado tarde para ir a observar el arroyo, me sentía agotado y con un malestar inexplicable. Durante la noche no pude degustar la cena que me había preparado el jefe Shuar en su casa, debido a mi falta de apetito y sensación de fiebre. Al cabo de una corta conversación y de pedir las disculpas del caso, me retiré a la escuela donde tenía instalado el consultorio y pensaba pernoctar. Cuando llegué, procedí a medir mi temperatura; tenía más de treinta y ocho grados centígrados lo cual me preocupó porque era la primera vez que me sucedía esto en la selva. Por otra parte, no estaba en Curaray, sino en una comunidad a donde había ido por una contingencia, y mi corta permanencia hacía improbable que me hubiese contagiado algo, era evidente que había traído el problema desde afuera; no obstante desconocer de qué se trataba, me despreocupé pensando que era algo sin importancia y porque en mi pequeña provisión de medicamentos tenía algo para bajar la fiebre. Esa noche entre el cansancio, la temperatura y los medicamentos que había tomado pude descansar parcialmente.

Al despertarme por la mañana, había olvidado la fiebre, pero ahora me inquietaba que la lluvia complicara los planes no sólo de visitar al arroyo sino tambien de mi partida, pues la pista estaba anegándose y sabía lo que eso significaba.

Después de tomar un desayuno que consistía en té con galletas y una fruta que me habían regalado, vino el representante de la población para comunicarme que no habría inconveniente en seguir el trayecto del arroyo porque estaba próximo, además yo había llevado mis botas de caucho.

Durante la mañana recorrimos las viviendas para ver a los pacientes y supervisar los tratamientos básicos de hidratación y toma de antibióticos. Al mediodía volví a sentirme afiebrado, en efecto, de nuevo superaba los treinta y ocho grados, aunque ése era el único síntoma. Luego de tomar mis pastillas, fui a la casa del líder para comer; y la señora que nos atendía se percató de mi mal semblante, según me fue traducido. Después de todo, las madres de familia poseen una asombrosa percepción para detectar cuando alguien no está bien de salud.

Luego de almorzar, no acepté la invitación a descansar, pues tenía cierta impaciencia por ver el arroyo; entonces fuimos hasta allá aprovechando que había dejado de llover y con la posibilidad remota de que la avioneta llegara a última hora Empezamos por visitar cerca de la comunidad el buen trabajo realizado durante varias semanas por toda la población. Con sus herramientas y manos lograron desviar una parte del curso de un riachuelo que corría a corta distancia, y así aproximaron la fuente de agua haciéndola pasar longitudinalmente por un lado de la pista en donde estaban la mitad de las viviendas. El acuerdo había sido que los habitantes que vivían al otro lado de la pista tenían acceso libre para proveerse de agua caminando hasta el pie de la casa de sus vecinos, un ejemplo de solidaridad y trabajo en equipo.

Avanzábamos en la espesura de la vegetación y siguiendo la margen del nuevo arroyo, cuando les pregunté si hacían recorridos frecuentes para ver el estado de su proyecto. Me contestaron que no los habían realizado, ya que, a pesar de la cercanía, no lo consideraban necesario por el flujo constante y cristalino de agua; me pareció razonable la respuesta. Unos cien metros antes de llegar a la bifurcación del arroyo original, comenzamos a percibir un olor fuerte y nauseabundo. Al rato nomás, escuché en lengua shuar las manifestaciones de sorpresa y enojo de los tres hombres que iban adelante: había un gran animal muerto, en estado de descomposición y tendido con parte de su cuerpo sobre el surco. No pude reconocerlo con claridad, pero al mover su cabeza antes sumergida en el agua quedó identificado, era la ternera que se había perdido hacía más de un mes, pues en aquella zona contaban con unas cuantas vacas que también saciaban su sed en el nuevo arroyo; se dedujo que esa cría vacuna había estado explorando más allá de la zona donde suelen beber y seguramente fue atacada por otro animal salvaje cuando estaba cerca del arroyo. Yo hallé en esto una explicación para las diarreas recurrentes, la magnitud de material orgánico descompuesto y la escasa dispersión del agua por un surco no mayor de un metro, a poca distancia de la comunidad, era razón suficiente.

Acto seguido, el animal fue retirado y se limpió el sitio; finalizamos la supervisión del arroyo sabiendo que el flujo constante de agua iría completando la limpieza y devolviendo la salud a la gente; por supuesto, se dispuso no utilizar esa fuente durante algunos días.

Al regresar del arroyo, la lluvia volvió a caer persistente, como preludio de que yo debería permanecer por uno o dos días más en el lugar. Durante el trayecto, me sentía cada vez peor; pedí que me acompañaran a la escuela a causa de mi debilidad física mientras disfrutaba de la frescura del agua sobre mi cuerpo febril. La temperatura era nuevamente la protagonista, no había otros síntomas aparte del malestar propio. En la escuela, constaté que me había tomado todos los medicamentos, por tanto, me trajeron algunas pastillas que alguien tenía reservadas para uso personal. Mientras yo descansaba, era atendido por aquellos a quienes había venido a curar. Los pacientes ahora asistían al médico, ¡qué paradójico! Ya entrada la noche, buscaba dentro de mi caja de remedios algún antibiótico, pues un conocido vicio de los médicos es la automedicación. Pero sobre todo buscaba en vano la causa de la dolencia, mi desconcierto impedía que sea "profeta en mi propio cuerpo". Sin embargo, todo se aclaró por la noche, cuando empecé con los clásicos chirinchos (temblores o escalofríos) de la malaria. El diagnóstico estaba surgiendo; durante mis pocos meses en la selva había aprendido a identificar casi a ojos cerrados los signos del paludismo, pero con la diferencia de que ahora estaba sintiéndolo en mi propio cuerpo. Ante el dramático cuadro que realzaba mi soledad, me convencí de haber adquirido la enfermedad antes de mi salida de Curaray, la que sin duda estuve incubando hasta su manifestación en este lugar y en tales circunstancias. Pensaba que, si no fuese por este viaje imprevisto, estaría en la ciudad con mis días de licencia e internado, recibiendo el tratamiento y los cuidados necesarios en una cómoda cama de hospital. Para colmo de males había olvidado traer las pastillas de cloroquina para tratar este mal que azota la selva entera y es producido por un parásito que se transmite por la picadura de un mosquito. Otra preocupación era la posibilidad de transmitir la enfermedad en aquella comunidad que no había tenido casos de malaria en algunos meses.

Agobiado por el temblor y la fiebre, decidí levantarme para ir a la casa del líder y aceptar la asistencia que había rechazado unas horas antes. Me di cuenta, al cruzar la oscura pista, de que la lluvia había cesado y un cielo pleno de estrellas me devolvió el aliento, pues era un presagio de que, al siguiente día, haría un buen clima para poder ser evacuado. Al llegar a la casa, salió mi anfitrión, para entonces ya un gran amigo, y con su esposa me recostaron. Durante toda la noche me colocaban paños de agua fría que en algo controlaban la intensa fiebre que bordeaba los cuarenta grados, pero más angustiante eran los incontrolables temblores generalizados, los cuales (según la jerga médica) hacen mover la cama del paciente, por suerte yo estaba en el suelo. Ya más tranquilo y para calmar un poco a mis afligidos cuidadores, quienes nunca habían imaginado estar curando a un médico, les pregunté en broma: "¿De dónde están sacando el agua que estoy recibiendo?, ¡no vaya a suceder que aparte de malaria me pegue la gastroenteritis! Ambos sonrieron diciendo que era de otra fuente.

Por la mañana me consideré afortunado por estar en una de las comunidades que tienen un radio transmisor para emergencias. Mi amigo el jefe, a primera hora, pudo comunicarse con la base de la ambulancia aérea para informarle lo sucedido, también para anunciar que, no obstante estar la pista húmeda, con el brillante sol matutino, tal vez por la tarde estaría operable para recibir el pequeño aeroplano. Acordamos dar un nuevo reporte por la tarde.

Yo sentía además los síntomas de la deshidratación y bebía lo que llevaba conmigo. Eran las conocidas sales de rehidratación oral, las cuales son de fácil preparación, pero difíciles de tomar, simplemente tenían un sabor horrible. Ahora comprendía los gestos de las personas a quienes daba a beber el precioso elemento el cual, a pesar de su gusto desagradable, marcaba la diferencia entre la vida y la muerte, en especial en los pacientes más frágiles, los niños.

Durante esa mañana el sol lució radiante, ello aumentaba la temperatura del ambiente y de mi cuerpo que temblaba ocasionalmente. No me pesaba la soledad de la noche anterior, antes de haber salido a buscar ayuda y cuidados. Pero sentía en todo mi ser el quebranto de esta dolencia, tal como lo sienten los nativos de la selva, en medio de su aislamiento geográfico, de la escasez de medicamentos y de la falta de una asistencia curativa y de prevención adecuada. Sentía que, por sobre del dolor y la fiebre, aprendía tantas cosas nuevas...

El ruido proveniente del pequeño avión es la mejor música y el mejor calmante para cualquier persona varada en la jungla.

Enseguida pregunté al jefe por las condiciones de la pista, y me respondió que aún estaba húmeda. Correspondía al piloto la decisión sobre la conveniencia de aterrizar, pues un suelo demasiado blando y resbaladizo podía ser motivo de un accidente. La manera práctica de darse cuenta era pasar a cierta velocidad a ras del piso y tocarlo con las ruedas durante una fracción de segundo; esa peligrosa maniobra le daba al piloto la percepción del tipo de soporte que tendría al aterrizar a baja velocidad. En efecto, se aproximó y realizó la maniobra, la cual repitió por segunda vez porque era evidente que el piso no ofrecía garantías; al fin aterrizó en medio del barro con cierta dificultad. En mi débil estado todavía estaba admirado por el riesgo que aquel aviador estaba corriendo por mi salud.

Cuando detuvo la avioneta, bajó y vino hacia mí para preguntar cómo me sentía, pues estaba al tanto de mi situación. Era un piloto misionero, de aquellos que dejan su país para ir a otros lugares del mundo, casi siempre inaccesibles y servir con su profesión, en este caso, a la gente de la selva. En este noble trabajo aportan su ejemplo y a veces ofrendan sus propias vidas.

Una vez en el aire pude divisar una vez más aquella inmensa alfombra verde llena de vida y cuyos habitantes sobrevivían en un ambiente difícil. En el hospital recibí el tratamiento específico y, luego de algunos días, estaba listo para volver a Curaray, mi plaza fija de trabajo durante un año.

LA LEYENDA DE SACHA HUARMI

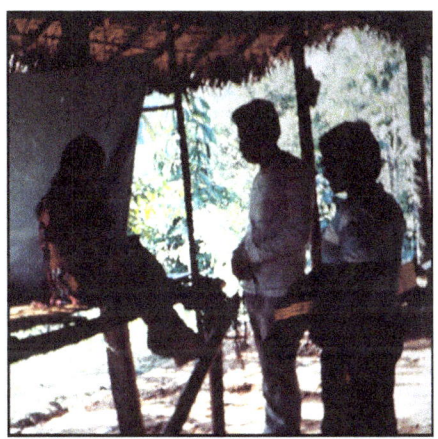

"... El comandante tampoco entendía de qué se trataba y mientras desenfundaba su arma, yo daba unos pasos hacia atrás esperando la orden de correr o de trepar un árbol..."

Habían pasado más de seis meses desde mi primer día en la parroquia selvática de Curaray y pude lograr buena aceptación por parte de la comunidad, a pesar de que mis costumbres y creencias eran algo distintas. Tenía mucho trabajo, el cual básicamente se distribuía en atención matutina de consultorio y ocasionales visitas vespertinas a los domicilios, además de urgencias por lo general a causa de accidentes.

Con frecuencia, compartía encuentros sociales de la comunidad o con una familia en particular. A unos dos kilómetros se encontraba un destacamento militar compuesto por más de veinte soldados y conscriptos comandados por un cabo o sargento que rotaban cada tres meses. A veces, yo los visitaba para participar de actividades deportivas o simplemente para saludar, ellos a su vez venían a la comunidad por alguna consulta médica o por recorridos de rutina. En una ocasión, acudió el comandante junto con un Cabo indígena oriundo de una zona selvática, el cual era conocido por su bravura y dominio del idioma y del terreno. Su aspecto fornido inspiraba respeto, ceñía siempre su arma a un costado y en la cintura llevaba enfundado un enorme cuchillo, como si estuviera listo para el combate. En ese día habían decidido hacer una caminata de varias horas alrededor del sector y tocaron la puerta para invitarme al paseo. Enseguida me calcé las botas de caucho, costumbre importante cuando realizábamos recorridos largos, como protección contra las mordeduras de serpiente. Decidimos primero cruzar el ancho río en bote e iniciar nuestra marcha por un área habitual para la buena cacería por la variedad de animales; sin embargo, el único propósito era caminar y despejar un poco la mente.

La caminata en la selva no es desgastante, debido a la suavidad del terreno y a la altura de los árboles, que protegen de los rayos del sol. De hecho, hay momentos en que uno camina envuelto en una tenue oscuridad por la espesura de la vegetación. El gran problema de los mosquitos revoloteando siempre en torno a nuestras cabezas se solucionaba con un poco de repelente, el cual nunca faltaba en el bolsillo.

Llevamos cerca de dos horas caminando y nos internábamos en la espesura del bosque, teníamos la seguridad de que el Suboficial indígena iba un par de metros adelante y cada tanto hacía uso del machete para abrir camino. Él nos indicaba por dónde debíamos pisar, no dejábamos de conversar con el comandante entre una y otra broma sobre las bondades y peligros de la selva pues ambos habíamos nacido en la ciudad. De pronto vimos como nuestro guía se dio vuelta con un gesto de tremendo susto como si algo grave estuviera sucediendo. Mi primer pensamiento fue que había detectado la presencia de algún animal salvaje, y nos pusimos en alerta; el soldado indígena nos miraba con angustia y repetía varias veces: "¡¡¡sacha huarmi, sacha huarmi!!!!". De inmediato, miré a mi alrededor tratando de ubicar algún árbol con la firme intención de trepar lo antes posible. El comandante tampoco entendía de qué se trataba y mientras desenfundaba su arma, yo daba unos pasos hacia atrás esperando la orden de correr o de trepar. El jefe preguntó al subalterno qué ocurría; al fin nos respondió: "sacha huarmi", era "la mujer de la selva". ¡¡Dónde está!! Quiso saber y le ordenó a que se tranquilizara. El militar-nativo, un poco más calmado, nos pidió que inhaláramos el perfume que había en el ambiente; en efecto, un aroma especial era evidente a nuestro olfato, nunca había olido nada semejante. El superior dijo "de acuerdo", admitiendo percibir idéntica fragancia, y estalló en risa a la vez que ordenó al soldado comportarse a la altura de su uniforme... luego lo reprendió duramente por habernos hecho pasar semejante susto; yo también sonreía porque había pensado lo peor, inclusive ya había elegido el árbol para trepar.

De regreso a la parroquia, no cesaban los comentarios burlescos con respecto a lo que había sucedido, mientras el Cabo caminaba silenciosamente adelante. Una hora después nos sentamos en un claro para descansar. La curiosidad me llevó a preguntarle qué implicaciones tenía el haber inhalado aquel "perfume" de quien supuestamente era la "sacha huarmi".

Este militar indígena nos pasó a relatar una especie de leyenda. Según él, la percepción de tal perfume indica la cercanía de esta mujer, la cual busca atrapar su presa para llevarla a su cueva en medio de la selva, lugar que nunca podrá abandonar. Esta era la causa de que numerosos hombres jamás hayan vuelto a sus casas después de salir de cacería para internarse en la selva. Al preguntarle si los hombres no podían haber desaparecido por algún accidente o por el ataque de un animal salvaje, él respondió que eso sucedía cuando hallaban sus restos o, por lo menos, la ropa ensangrentada. pero no era el caso del rapto por parte de sacha huarmi. A veces aparecían ropas intactas y sin manchas de sangre, o lo que era más común, no aparecía nada, y el cazador no regresaba jamás a su hogar, salvo que, al percibir su aroma, empezara a correr con la esperanza de que ella no lo detectara para secuestrarlo.

Al término de un descanso, continuamos el regreso con la sensación de que sólo se trataba de una leyenda, pero, por cierto, era innegable el aroma intenso que pudimos percibir, seguramente provenía de alguna vegetación especial.

Cuando retornamos, luego de toda una tarde de caminata, fuimos en una canoa al destacamento militar para una invitación a cenar por parte del comandante. Nos llamó la atención durante la comida que el militar indígena (nuestro guía) no se presentara, argumentando que no se sentía bien; "ya se le va a pasar", decían. Después de cenar, me dirigí a la barraca para averiguar si tenía algún problema de salud; me recibió de buena manera. También me confió que estaba temeroso y triste, pues su padre había desaparecido en la selva cuando él era niño y el hecho se atribuyó a la "sacha huarmi". Ahora comprendía cómo una leyenda a veces condiciona la manera de pensar y de comportarse de algunas personas.

A partir de entonces, recibí la invitación para cenar todas las noches en el destacamento, la aceptaba gustoso porque era mejor que cocinar y comer solo; además, no me parecía mala idea caminar todas las tardes para unirme a degustar los excelentes platos que allá se servían. El único inconveniente era la caminata de dos kilómetros de ida y vuelta, pero valía la pena.

Durante todas las noches, volvía con mi linterna y con el estómago lleno, por una senda estrecha que bordeaba el río Curaray, llegaba a casa después de unos treinta minutos a paso rápido para luego descansar placidamente. En el trayecto debía pasar por dos puentes angostos, hechos con tubos de metal que atravesaban depresiones poco profundas por donde fluían pequeños arroyos. Había que tener cierta precaución, en especial cuando anochecía, porque un resbalón significaba una pequeña caída y no era buena hora ni lugar para mojarse.

Una noche de plena oscuridad, después de unas tres semanas yo regresaba de haber comido y conversado alegremente con mis amigos. Al acercarme al segundo puente, percibí un olor profundo y peculiar; mientras caminaba, me dije: "este aroma penetrante se parece a...." e interrumpí la frase con un grito. Debido al susto, cayó la linterna de mi mano, entré por vez primera en pánico e inmerso en las tinieblas pensé por un segundo en correr, pero no sabía en cuál dirección, pues estaba a mitad de camino entre mi casa y el destacamento. En un momento, envuelto por el terror de la leyenda, me arrastré por el suelo tratando de localizar la linterna que se había apagado con la caída, no pude hallarla. Tenía frente a mí la imagen difusa del pequeño puente, así que empecé a correr para intentar cruzarlo lo más rápido posible; percibí cómo mi pie resbalaba sin control por el tronco húmedo y volé por los aires hasta sentir el chapuzón dos metros mas abajo. De inmediato y como animal herido, alcancé la orilla y ascendí con increíble agilidad para el oscuro sendero y continuar huyendo por un lapso que me parecía una eternidad. Ya no era el aroma o la falta de luz, era solamente el pánico que me empujaba a correr sin pausa para arribar por fin a la casa del enfermero. Cuando me vio mojado y con magullones por todo el cuerpo, quiso saber qué me había ocurrido, pero frente a él y con la respiración entrecortada sólo le respondía: "¡¡¡Sacha huarmi…Sacha huarmi!!".

Después me enteré por los expertos que algún tipo de planta solía por épocas expeler una substancia penetrante que podría explicar el fenómeno, sin embargo, este tipo de aroma intenso e inolvidable forma parte mis vivencias de la jungla y me siento privilegiado de haber sido parte.

LOS JUGUETES
DE LOS NIÑOS EN LA SELVA

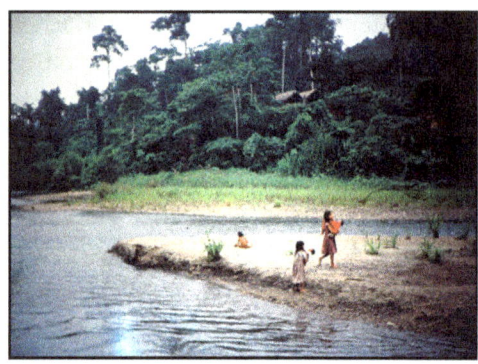

"... no dudaban en levantarse tempranísimo para seguir soñando despiertos, mientras su regocijo y vitalidad interactuaban perfectamente con la esencia maravillosa de la naturaleza..."

Desde el inicio de mi estadía en aquel lugar, no dejaba de llamarme la atención cuán vitales y curiosos eran los niños con referencia a todo lo que sus sentidos (vista, oído, tacto y olfato) pudieran captar. Su afán de descubrir y conocer cosas los llevaba a mirar con detenimiento el aspecto de los visitantes, sin perderse detalles, la manera cómo vestían, los utensilios que empleaban, los gestos, la forma de hablar, etcétera.

Todo lo novedoso podía convertirse en objeto de estudio o en un juguete; cuando desechábamos los elementos utilizados en la atención médica, debíamos tener especial cuidado para evitar que llegaran a manos de los pequeños, pues podían herirse o sufrir el contagio de alguna enfermedad. Sin embargo, otros objetos, como cajitas de cartón, envolturas de medicamentos, envases de comestibles o de bebida eran codiciados para conocer y jugar. Mientras los observaba, no podía dejar de compararlos con mi infancia o la de otros chicos de áreas urbanas, en donde un juguete es sinónimo de pelota, carrito, muñeca, y para los más afortunados algo más complejo y vistoso. Comprendí que en la selva los niños no jugaban por mero entretenimiento, sino por un anhelo de nuevos conocimientos, dentro de las limitaciones que el medio ofrecía.

En cierta oportunidad, fuimos a una comunidad cercana y, como se hizo tarde, decidimos pernoctar en el lugar, puesto que siempre llevaba mi bolsa de dormir en la canoa. El enfermero no necesitaba equipo, su capacidad de dormir era tan envidiable que le bastaba con apoyar la cabeza en cualquier sitio para entrar en profundo sueño, sin importar los mosquitos, el calor o la consistencia del piso. Como no tenía ese grado de adaptabilidad, se me ocurrió armar mi tienda en la playa del río a unos metros de la casa que nos habían asignado, decidí dormir a la intemperie a causa del calor que rondaba los treinta y cinco grados. Preparé la red que usaba como mosquitero sujeto a cuatro estacas, debajo había una amplia sábana sobre la cual estaba la bolsa de dormir. La vista al cielo estrellado era impresionante y relajaba los sentidos, no obstante, el sonido tenaz con que impregnaba el ambiente la infinidad de animalitos de los árboles cercanos.

A la mañana siguiente no me despertaron los primeros rayos de luz, sino el bullicio de algunos niños que se dirigían a la playa del río alrededor de las cinco y treinta de la madrugada en busca de un tesoro escondido en la arena. Pude contemplar con cierto asombro cómo algunos de entre tres y ocho años se arrodillaban, mientras sostenían un palito y, después de moverlo en la tierra, salían corriendo con algo entre sus manos. La tenue luz del amanecer no me permitía ver con claridad lo que estaba pasando; entonces no dudé en levantarme y me aproximé para averiguar de qué se trataba. Por fortuna, no salieron huyendo de mi presencia, al contrario, parecía que disfrutaban enseñándome uno de sus juegos favoritos. Existe un tipo de insecto cuyo nombre nunca supe, y que tiene su refugio en la parte dura de la playa y por la noche viene a un hueco formado en la arena. La particularidad de esta especie, aparte de su mediano tamaño y de ser inofensivo, reside en que, bajo sus alas, posee una especie de aletas, las cuales, al moverse con energía, producen un sonido intenso y muy parecido a las castañuelas de las bailarinas españolas. Resuena más cuando se logra colocar al insecto entre las manos cerradas a modo de una caja de resonancia, eso era justamente lo que atraía tanto a los niños. Para alcanzar semejante propósito, debían cumplir con algunos requisitos impuestos por la naturaleza, es decir, levantarse antes de que amanezca, pues los insectos salían de sus agujeros y volaban con la primera luz del sol. También había que aproximarse sigilosamente, con un palito en la mano, para introducirlo con delicadeza en el hueco e incitar al insecto a aparecer. El último paso consistía en atraparlo a su salida, lo cual no era tarea fácil, y una vez conseguido el objetivo, echar a correr por toda la playa entre sus risas y la sonora expresión de enojo del insecto en una celda de diminutas manos cerradas. Unos instantes después las abrían, otorgando la libertad a los cautivos voladores, para enseguida repetir el juego en otro agujero. Duraba solo unos minutos, pero me parecía una manera interesante de levantarse y encarar el nuevo día, jugando. Como era de esperarse, no perdí la oportunidad de remover con un palito cada hueco hasta atrapar a uno de sus alados habitantes; así pude oír ese ruido similar a castañuelas, a la vez que sentía el aleteo del insecto entre mis manos. Pero mi mayor satisfacción fue haber incorporado a mis conocimientos la escala de valores y deseos de los niños de la zona. Ellos "no dudaban en levantarse tempranísimo para seguir soñando despiertos, mientras su regocijo y vitalidad interactuaban perfectamente con la esencia maravillosa de la naturaleza."

En otra ocasión, me tocó asistir a una muestra de creatividad, pues uno de los niños había recibido un pequeño camión de madera traído por alguien del exterior. Como no conocían los autos, les llamaba la atención el desplazamiento del diminuto vehículo tirado por un hilo de coser. El resto de sus amigos imitaban el movimiento del juguete; y cada uno, luego de haber atado un pedazo de soga a una pequeña piedra, la arrastraban para poder unirse a la caravana encabezada por el más afortunado, aquel que tenía el camioncito con ruedas.

Otro ejemplo de talento y originalidad lo pude notar en una comunidad, en la que un adolescente tenía una guitarra con todas sus cuerdas y entonaba alegremente canciones de su vasto repertorio indígena. Como yo había aprendido a tocar y cantar, le propuse que alternáramos entre nosotros el instrumento, compartiendo canciones de nuestra preferencia. Aquella tarde la música trascendió las fronteras culturales y lingüísticas. Después me permití felicitar a mi compañero de música, pues me sorprendía su conocimiento de los acordes y de las posiciones adecuadas para lograr notas complejas en guitarra, como el "sí menor" o la "fa sostenida", que a mí todavía me costaba aprender. Sin embargo, él dijo que no tenía ningún problema y que hasta enseñaba a algunos de sus amigos. Al preguntar si ellos tenían guitarra, contestó que la suya era la única de la comunidad. Cuando indagué cómo hacían para entrenar la posición de los dedos para los acordes, uno de ellos interrumpió para mostrarme lo que había creado. Era una tabla angosta cuya longitud era semejante al mango guitarra, en donde había dibujado la escala y los espacios correspondientes; como cuerdas ficticias empleaba pedazos de hilo fijados con clavos en ambos extremos. De esa manera practicaban la posición de los dedos y los acordes que les enseñaba su maestro, quien evaluaba cuándo estaban listos para la parte más emocionante: colocar en sus manos la guitarra para que volcaran lo aprendido en la tabla de madera. "La consigna era eso…aprender."

Las niñas exhibían desde muy tiernas su instinto maternal, y era común verlas con algún tipo de monito prendido en sus brazos. Recuerdo, sobre todo, uno de especie diminuta y sumamente bullicioso, a quien le gustaba acomodarse sobre la cabeza de las pequeñas y que pagaba el cómodo hospedaje liberándolas de los parásitos de sus cabellos.

EL ROL DE LOS NIÑOS EN UN VELORIO

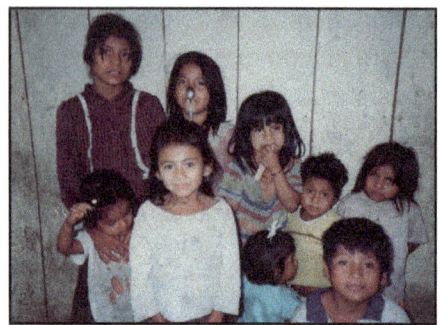

"... Su pureza de alma, el no tener conciencia de maldad, su espontaneidad, inocencia y vitalidad eran condiciones imprescindibles para mantener atadas a las malas influencias en el conflictivo mundo espiritual..."

En la mayor parte de las sociedades, la pérdida de un ser querido trae, a más del desasosiego, la necesidad de tener momentos de reflexión junto a quienes fueron familiares, amigos y conocidos.

Un día, había fallecido un pariente cercano del enfermero, y me ofrecí para acompañarlo junto a su familia para el velorio. Nos embarcamos en la canoa y recorrimos algunos kilómetros para llegar al sitio indicado, era una tarde lluviosa. Al acercarnos al pequeño muelle, me percaté de la presencia de algunos botes de todos los tamaños, lo que significaba que había llegado un numeroso grupo de personas. Mientras nos aproximábamos a la gran casa, se escuchaba el murmullo de la gente, se veía a los niños en sus juegos y, de fondo, se podía oír la música tradicional proveniente de una toca casete a pilas; pero, al contrario de lo que yo pensaba, no era una melodía triste sino más bien alegre y conocida.

El piso de la casa tenía, al igual que todas, una altura aproximada de un metro sobre el terreno y se apoyaba en fuertes troncos, los cuales se clavaban a una profundidad adecuada para asegurar el cimiento. La razón de construir a cierta altura del suelo era que el agua no llegara durante las crecientes del río que provocaban inundaciones, otro objetivo era evitar las serpientes nocturnas y la ocasional visita de animales salvajes que podían acercarse a beber en la orilla por la noche. Recuerdo que la mayoría de las viviendas carecían de paredes debido a las altas temperaturas, por lo que daban una imagen, a la distancia, de "plataformas con techo"; eventualmente y por una razón de privacidad, se realizaban pequeñas divisiones con un material de bambú, el cual también era utilizado en el piso.

En aquella casa habría cerca de cincuenta personas que acudieron para despedirse del anciano que había fallecido por causas naturales. Por lo general, no llegaban a viejos, pues el promedio de vida era de cincuenta años. A esa edad eran muy vulnerables porque el organismo estaba debilitado por la desigual lucha de toda la vida contra las enfermedades agudas y crónicas, la carencia de asistencia sanitaria, la falta de nutrientes en proporción adecuada, la ausencia de programas educativos y preventivos. A todo esto, se sumaba el sobreesfuerzo diario para dominar la naturaleza y sacar su mejor producto sin descanso alguno. Se veían tan indefensos como los niños menores de cinco años, pero por causas diferentes.

Cuando llegamos a la casa, subimos por una escalera hecha de un solo tronco en el que se habían tallado los espacios para colocar un pie por vez. Al entrar, lo más llamativo fue la mesa central donde yacía un cuerpo envuelto en una cobija, cubierto en su totalidad; no se permitía ver el rostro como es costumbre en otros lugares. La gran cantidad de gente hacía que el espacio quedara reducido, pero poco a poco me aproximé y pude saludar a los familiares cercanos y luego a todos los presentes. Para ese tiempo, después de nueve meses, ya me conocían y en alguna ocasión habían sido mis pacientes o los había visitado en sus hogares. La razón que convocó a tantos era la pérdida de una persona conocida y respetable. El encuentro en sí fue como la mayoría de velorios en cualquier parte, un momento de solidaridad y a la vez un evento social en donde se conversó acerca del difunto, sus valores, sus acciones y proezas; además se trataron temas sobre la familia, la comunidad, y no faltó quienes amenizaran con diálogos picarescos y risas de alto tono, sin duda para atenuar el ambiente de tristeza por la pérdida de su familiar o vecino. En un momento, se acercó una señora para ofrecer una mocahua con chicha, que es la bebida tradicional, producto de la yuca o mandioca masticada previamente para lograr un efecto fermentativo por acción de la amilasa, una enzima digestiva que se encuentra en la saliva.

Mientras departía con algunos presentes, me sorprendió el gran bullicio y algarabía procedente de los alrededores de la casa, por donde iban y venían los niños de varias edades, eran como treinta; corrían alegremente e incluso se los podía oír por debajo del piso de la casa. Aquello atrajo mi atención porque, en otros encuentros con la comunidad o en mis visitas domiciliarias se restringía la libre expresión de los pequeños aduciendo que molestaban las conversaciones de los adultos. Más de una vez había sido testigo de la férrea disciplina de los padres y de los castigos infligidos a sus hijos por esta causa. En este evento fue distinto, me asombró que a veces el griterío infantil en torno y debajo de la casa tomaran más protagonismo que la música y las conversaciones de los adultos, nadie parecía inmutarse. Mi extrañeza llegó al límite cuando un padre interrumpió una conversación que mantenía con nosotros para dirigirse a su pequeño hijo que estaba fuera de la casa y pronunciarle unas palabras que expresaban un pedido más que un reclamo. Enseguida, el menor se levantó y empezó a jugar con sus hermanos y amigos. "¡¡César!!, ¿qué le dijo al niño?", al instante me contestó: "le dijo que debe seguir jugando". "Y por qué?", volví a preguntarle. El enfermero sonrió, después de tantos meses de trabajar juntos, sabía cuándo algún tema me interesaba de manera especial, y también sabía que iba a contarme algo desconocido por mí hasta entonces y que lo integraría en mi enseñanza. Me aparté a un costado y confesó el origen de aquel alboroto por parte de los niños.   Me contó que, según sus creencias, cuando una persona fallece, existe un lapso de tiempo durante el velorio en que los malos espíritus tratan de apropiarse del alma del difunto; para contrarrestar e impedir que ello ocurra, debe posibilitarse la acción de los espíritus buenos, y existían varias maneras de lograr este propósito. Una es que un shamán realice ciertos rituales antes de velar al muerto; otra, que se reúna a la mayor cantidad de niños para que, durante el velatorio, espanten a los malos espíritus a través de sus juegos, sus risas, su alegría y su movimiento alrededor de la casa. De esta manera, el alma del difunto puede ser llevado por los espíritus buenos, que, según su tradición, se aproximan cuando los chicos expresan su felicidad a través del juego.

Por esta razón, los padres traían a sus niños, quienes acompañaban la ceremonia desde la parte externa de la casa, como vigías y defensores contra los malos influjos y presencias negativas. Cuando se cansaban, subían a la casa para calmar su sed, y luego eran animados por sus padres para reanudar el juego. Me maravillaron esta costumbre y manera de pensar, pero aún más la valorización del rol que debían cumplir los niños en ese acto, al final me di cuenta de que ellos eran las personas más cotizadas durante un velorio.

Su pureza de alma, el no tener conciencia de maldad, su espontaneidad, inocencia y vitalidad eran condiciones imprescindibles para mantener atadas a las malas influencias en el conflictivo mundo espiritual.

LA EXTRAÑA ENFERMEDAD

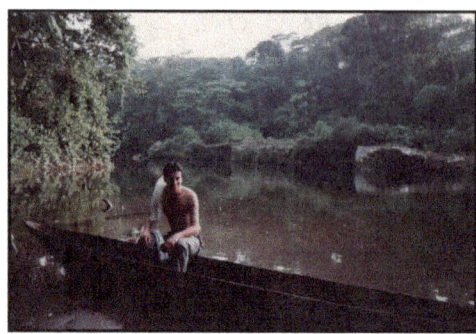

"... Desaceleré el paso de forma intencional, con la esperanza que cesara el fuego; pero los disparos continuaron, y no sabía si se estaban matando entre ellos..."

Durante los meses de estadía en Curaray, habían circulado los rumores sobre cierta enfermedad que se manifestaba de varias maneras y que atacaba con preferencia a los visitantes o a aquellas personas que venían a radicarse por alguna temporada en la selva, ya sea para trabajar o por turismo. Sin embargo, también había escuchado de nativos de la zona sus propias experiencias relativas a este misterioso mal.

Lo llamaban "agarrar el monte" o "coger el monte", y cada cual me relataba tantos síntomas y expresiones de los pacientes afectados, que no sabía bien si se trataba de algo físico o psicológico. Por supuesto, no faltaba la connotación mística o la causa espiritual, muchas veces atribuidas a provocaciones de parte de algún enemigo a través del "trabajo espiritual" de alguien.

Por esos tiempos, se realizó la rotación del personal del destacamento militar, situado a unos dos kilómetros. Había entablado amistad con quien comandaba el reducido grupo que permanecería tres meses. Era una persona tranquila, amable, con escasa experiencia en la selva, pues había sido trasladado desde la serranía, su asignación original. Sus primeras impresiones eran favorables y le gustaba realizar grandes caminatas y relacionarse con los miembros de la comunidad; admiraba mucho la imponente naturaleza, los ríos y la calma de la zona.

Luego de un mes, comenzó a visitarme en el consultorio por problemas menores, como dolores musculares, decaimiento, falta de apetito y otros síntomas que eran un verdadero desafió a mi razonamiento clínico, Empecé a preocuparme debido a las reiteradas consultas por síntomas distintos que se sumaban a los anteriores, No detectaba aparentemente ningún desorden del estado de ánimo como causa probable.

Una noche llamaron a la puerta de mi dormitorio, era como la una de la madrugada, y dos conscriptos me estaban buscando. "¡¡Doctor!!, tiene que venir enseguida, ¡¡ éste se ha vuelto loco!! Mientras me vestía, les pedí una explicación al respecto, y respondieron que, a la hora de cenar, notaron la extraña expresión de su rostro, no quiso comer y tenía muy mal humor. A la media noche, escucharon los gritos ordenando que se levantaran para un servicio especial; todos obedecieron para correr alrededor del complejo: Les llamó la atención que su superior estuviera desnudo y hablara sin sentido; ante esta situación, un Cabo que era el segundo al mando- había enviado a los dos muchachos en busca del doctor, pues era indudable que algo no andaba bien.

Caminábamos guiados por la luz de una linterna, por la estrecha senda rumbo al destacamento, cuando antes de pasar uno de los puentes empezamos a oír disparos de un fusil FAL que utilizaba el ejército. Todos nos asustamos, los conscriptos apuraron el paso, mientras yo me quedé ahí parado vacilando entre continuar y dar media vuelta porque era evidente que las cosas se estaban poniendo "color de hormiga". "¡¡Vamos doctor, apresúrese!!", me apremiaron. "Bueno, bueno, pero yo voy último", respondí. Desaceleré el paso intencionalmente, con la esperanza de que cesara el fuego; los disparos continuaron, y no sabía si se estaban matando entre ellos.

Luego de unos minutos de quietud, llegamos al cuartel, y vi cómo entre varios trataban de sujetar al comandante para quitarle el arma.

Pregunté si había heridos y me dijeron que no; en cuanto advirtieron que este hombre apretaba incesantemente el gatillo de su fusil, todos se pusieron ha cubierto hasta encontrar el momento adecuado para inmovilizarlo.

Llevamos al paciente a su habitación, estaba tan exaltado que temblaba todo y no atinaba a decir palabra; Afortunadamente, en mi maletín había llevado un tranquilizante que procedí a inyectarle, después le apliqué otra dosis porque la anterior parecía no hacerle ningún efecto. Una hora después, y cuando volvió la calma, pude preguntarle cómo se sentía; el hombre entre lágrimas no comprendía lo que había sucedido. Conversar sobre todos sus síntomas previos que, en realidad, manifestaban algo más profundo, producto del "encierro en la selva".

Eso mismo, el encierro en ese paraíso de vegetación y tranquilidad, que ejerce cierto efecto acumulativo en algunas personas, hasta trastornar su estado de ánimo y manifestarse como depresión, angustia o un brote sicótico. Me acordé de una frase que había escuchado antes: "Un paraíso del cual no se puede salir puede convertirse en un infierno". En este caso, la selva había ganado la batalla.

Hablamos el resto de la noche sobre aquellas personas aclimatadas a las comodidades y costumbres de la ciudad, que deben adecuarse a la vida en la selva, y cómo nuestra mente y emociones se adaptan o no a una determinada situación, al margen de nuestra voluntad.

Después de este incidente, pude entender mi propia experiencia, cuando en ocasiones me invadía esa sensación de aislamiento, de encierro y de soledad cual preámbulo de un trastorno anímico que puede llevar a consecuencias inciertas. Pero tuve la fortuna de que los momentos de ocio fueran escasos, pues el volumen y el ritmo del trabajo médico me dejaban exhausto y sin mucho tiempo para caer en la trampa del desánimo.

El siguiente caso lo pude ver en un nativo, un padre de familia que mostraba síntomas de depresión, con trastornos del sueño y debilidad generalizada. Se curó luego de un viaje de cacería que duró varios días; alentado por sus hijos, el hombre regresó con nuevas fuerzas y nuevo ánimo. Fue interesante descubrir cómo el mismo medio ambiente que, bajo ciertas circunstancias, detonaba este tipo de situaciones, era a veces aprovechado de otra manera para sanar las emociones. Al final, el problema no era el medio ambiente en sí, éramos nosotros mismos; quienes, en momentos de debilidad, perdíamos el propósito de la vida y dejábamos de soñar.

EL COMBUSTIBLE VALIA ORO
Y CASI MI VIDA

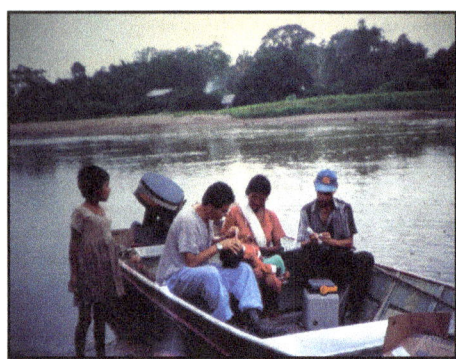

"Eentonces se encendieron dentro mío todas las alarmas naturales que tiene una persona cuando ve amenazada su existencia..."

El ingreso de la tecnología en las últimas décadas muchas veces ha sido útil para abreviar ciertas tareas, ganando tiempo y evitando esfuerzos excesivos.

En la selva, hoy pueden observarse elementos tales como lámparas a querosén o gasolina, generadores de corriente eléctrica, motosierras, motores fuera de borda, cuya adquisición en la mayoría de casos es producto del esfuerzo y ahorro de años por parte de algunos habitantes de la comunidad quienes logran reunir el dinero necesario a base de pequeñas transacciones comerciales.

El combustible jugaba un papel preponderante en la vida de numerosas familias, sobre todo, de aquellas que después de mucho sacrificio habían podido adquirir un motor fuera de borda para impulsar sus pequeñas embarcaciones. De esta manera, no sólo ganaban tiempo en la movilización por la vía fluvial, la más frecuente; además atenuaban el enorme esfuerzo que significa navegar utilizando una "taona".

La taona consiste en un palo de gran longitud y consistencia con el cual se desplazan haciendo palanca en el fondo del río o con movimientos magistrales sobre aguas más profundas, a esto se agrega ocasionalmente un remo que también sirve de guía o timón. La mayoría de familias se movilizan de esta ancestral forma, y pocos son los privilegiados que pueden adecuar a su canoa un pequeño motor.

Por esta razón, el combustible es esencial y ocupa un lugar de preferencia por sus ventajas y por la dificultad en conseguirlo ya que el único modo era vía aérea, a través de las avionetas con ciertas restricciones para el transporte por obvios motivos de seguridad; Esto hacía que la gasolina se convirtiera en un preciado elemento para el desarrollo de la tecnología, y en ocasiones era motivo de conflicto porque, comúnmente, los revendedores agregaban agua para dar más volumen a los envases, que eran recipientes pequeños de metal o de plástico. El problema surgía cuando se encendían los motores y el rendimiento no era el esperado, con las consecuencias que podían derivarse después del reclamo de quien se sintiera afectado.

El centro médico tenía una provisión bimestral de una cantidad de combustible que administrábamos de la manera más prolija; a causa de las grandes distancias que debíamos recorrer, el quedarnos sin gasolina significaba la suspensión de nuestros viajes. Cuando esto sucedía, nuestro trabajo se limitaba a visitas cortas en la canoa con César en la función de "taonero" y el doctor haciendo lo que podía con el remo. En otras ocasiones, emprendíamos largas caminatas a través de la selva, la molestia no era el acto de caminar, sino el equipo de medicina que teníamos que cargar sobre nuestros hombros durante interminables horas. En consecuencia, debíamos pernoctar en el lugar de atención, a la espera que se enderece la espalda, para volver al otro día.

Guardábamos el combustible en el centro médico, en la habitación de atrás, aquella misma en donde me tocó dormir la primera noche cuando, por un mal paso y unas tablas apolilladas, fui a parar al fondo dejando un agujero irreparable en el centro del cuarto.

Era un dia festivo de fin de semana, y aquella tarde fui invitado a la casa del enfermero para conversar y tomar un poco de "chicha", pues sabía que en su estado natural era de mi agrado. Cuando subí las pequeñas gradas hechas de un solo tronco, me sorprendió la cantidad de gente, todos amigos y familiares de César; nos saludamos con alegría porque ya nos conocíamos. La jovialidad en especial de los adultos varones iba creciendo al ritmo de la ingesta de "chicha" que, por supuesto y dada la circunstancia, contaba con algún grado de fermentación, lo cual le confería a este concentrado de yuca un efecto alcohólico.

Mas tarde, me retiré, argumentando que debía realizar unos informes en el consultorio. En efecto, había recordado que, al aproximarse la fecha de salida con algunos días libres, debía llevar las estadísticas de atención y relevamiento epidemiológico que requería la Dirección Provincial de Salud.

Hacía rato que estaba ocupado en mis quehaceres administrativos y encendí una vela para ver mejor los últimos retoques a mis informes, cuando escuché unos pasos que se acercaban al Centro. Como la luz anticipaba mi presencia en el lugar, me levanté con la idea de atender a algún paciente con un problema de salud; eso no era común a esas horas, salvo en el caso de accidentes. Estaba acostumbrado a realizar procedimientos médicos alumbrándome con velas o una linterna.

Me llamó la atención que no tocaron la puerta, simplemente sentí cómo alguien, luego de pasar a la sala de espera, avanzaba hacia el consultorio, que tenía la puerta entreabierta; y se apareció un hombre alto que, al verme, lo único que dijo fue: "¡¡Necesito gasolina!!!". Permanecí sentado mirándolo, pues tenía el aspecto de estar embriagado y me parecía haberlo visto en la fiesta de César; supuse que, de ser así, había bebido demasiada chicha. Sin esperar mi respuesta, volvió a expresar que precisaba gasolina para su canoa a motor, estacionada en el pequeño muelle. Además, trataba de explicarme que había acudido a la fiesta sin su familia, navegando a favor de la corriente; ahora debía volver río arriba y necesitaba utilizar el motor porque, de lo contrario, debería "taonar" varias horas durante la noche.

En realidad, no era un pedido descabellado, pero, mientras lo escuchaba, vino a mi memoria que nosotros también estábamos escasos de gasolina y apenas disponíamos de unos diez litros que alcanzaban para los viajes médicos planificados en esa semana o para alguna urgencia. Ante mi pregunta de cuánto le hacía falta, me contestó que por lo menos ocho litros; Intenté recordarle que no era correcto ceder el combustible pues estaba destinado a asuntos médicos exclusivamente; pero agregué que, dada la situación en que se encontraba, sugerí como mejor opción quedarse a dormir en la casa del enfermero, pues era costumbre que algunos invitados pernoctaran en la casa del anfitrión para no correr el riesgo de navegar durante la noche y hacerlo con más seguridad al otro día.

Mientras me explayaba en la cuestión para convencerlo, este hombre repetía con vehemencia su reclamo de gasolina, esta vez usando palabras de su lenguaje nativo, lo cual era indicio de malestar y enojo. Aquello empezaba a transformarse en un duelo verbal sin sentido, pues los ánimos se iban caldeando y parecía salirse de control.

La escalada de actitudes hostiles por un instante me contagió y llegó a desbordarme cuando este hombre avanzó hacia la habitación del fondo con firmes intenciones de llevarse todo; yo me interpuse en su camino, y en un momento impensable estábamos forcejeando. Recuerdo cómo me debatía por contenerlo, en tanto él mostraba su enojo. En una oportunidad, ambos caímos al piso en medio del consultorio; cuando él se volvió, yo me había levantado, y lo único que coincidía era nuestra mutua mirada de asombro.

En efecto, se levantó y se dirigió veloz a la sala de espera. Fui detrás de él con intención de conciliar, intención que se convirtió en terror cuando vi que, del bolso abandonado en un costado extraía "algo envuelto".

Entonces se encendieron dentro de mí todas las alarmas naturales que tiene toda persona cuando ve amenazada su existencia. No podía avanzar hacia la única puerta de salida, y las ventanas estaban cubiertas de una malla de alambre. Mi única reacción fue correr a la parte de atrás en busca de la gasolina para entregársela a cambio de mi vida. Ingresé en la habitación posterior. Por alguna razón, en lugar de buscar con la mirada los recipientes, fijé la vista en el agujero que había hecho con mis propios pies la primera noche que dormí en Curaray. Aquel hueco por el que había caído cuando las tablas cedieron muchos meses atrás, y que había quedado intacto quizá como un recuerdo, ahora representaba mi salvación. Sin pensarlo dos veces, me sumergí nuevamente por allí, sólo que esta vez fue "de cabeza" y en un acto desesperadamente voluntario. Me arrastré por entre los matorrales y en la oscuridad, con tal de salir urgentemente del consultorio, y eché a correr sin darme vuelta a ver si alguien me seguía. Cuando llegué a la casa del enfermero, aún había algunos invitados que miraban con extrañeza mi cara de espanto. Sólo atiné a decir: "¡¡donde está César¡¡ me informaron: "está por atrás". La casa era grande, así que me dirigí directamente hasta su dormitorio, y mi temor se tornó en sorpresa al encontrarlo profundamente dormido bajo los efectos de la chicha. Estaba en su día libre, pero ¡vaya anfitrión!, se había ido a acostar antes que sus invitados. Enseguida me marché y, una vez afuera, me fijé si andaba por ahí mi supuesto perseguidor.

Ya en la noche, mientras trataba de dormir pensaba en cómo las personas se transforman a causa del alcohol y en que no valía la pena exponer la vida por unos litros de gasolina. Me enteraría, con posterioridad, que este hombre era conocido por ser muy tranquilo y respetuoso de sus vecinos, salvo cuando se embriagaba.

Había sido suficiente para una sola jornada, aseguré la puerta tratando de conciliar el sueño y a medida que se consumía la vela, reflexionar acerca del bendito hueco que me había salvado de una probable "cirugía sin anestesia".

Al siguiente día me percaté que el combustible todavía estaba en su lugar y el hombre no había robado nada. Ese día volvió taonando para disculparse por su actitud.

Después de la reconciliación, a mis adentros pensé, "estos hombres de la selva tienen orgullo y dignidad, hacen valer su opinión cuando creen tener la razón, y sobre todo cuando tienen los pies firmes en su ancestral tierra de la cual son dueños milenarios.

Insistí ante mi nuevo amigo para que acepte unos litros de gasolina como reconciliación; en medio de risas él me contestó que a cambio yo debía aceptar unos litros de chicha, no fue mala idea…

EXPERIENCIAS CON LETRINAS

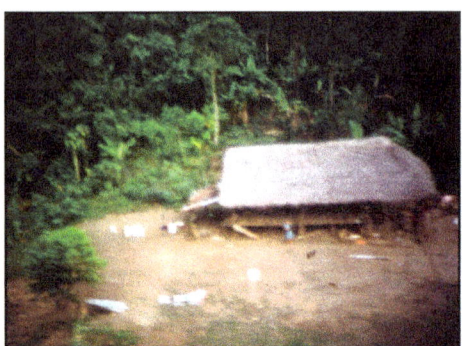

"...La parte destinada a apoyar los pies era un antiguo tronco que atravesaba horizontalmente el pozo y sobre el cual debía sacar a relucir mis dotes de equilibrista para no caer al vacío..."

Durante mi estadía en la selva, sucedieron una infinidad de cosas, unas más extraordinarias que otras y que exceden al servicio asistencial como médico, me refiero a aquellas situaciones que son inevitables en nuestro tránsito por cualquier lugar del mundo y que están vinculadas a nuestras costumbres y carencias.

Las culturas han elegido, a través de la historia, distintas maneras de satisfacer sus necesidades fisiológicas; precisamente, la medicina preventiva se interesa por este tema, pues en muchos casos se relaciona con formas de transmisión de enfermedades.

El lugar en donde el ser humano deposita sus deyecciones puede tomar varios nombres, como inodoro, servicio higiénico, letrina, pozo ciego; en algunas ocasiones, el lugar es lo menos importante si sucede en momentos inoportunos. En la selva y al no tener redes de desagüe cloacal, se trata de estimular la construcción de letrinas o pozos ciegos; éstos deben estar ubicados a cierta distancia de las viviendas y tener una profundidad apropiada para su permanencia durante cierto período, al cabo del cual se debe tapar y construir otro. Es un modo de resguardar la salud de la población en áreas rurales.

En aquel tiempo, viví algunas experiencias que considero dignas de compartir. En mis primeros días en Curaray, sólo hallé letrinas en la escuela y cerca del subcentro médico; esto indicaba que el resto de la población realizaba sus necesidades alejándose prudentemente de la vivienda, en algún sitio elegido para tal fin.

La letrina utilizada por el enfermero y su familia estaba a casi treinta metros del consultorio. El lugar escogido era el conveniente, aunque no reunía las condiciones recomendadas; el retrete estaba rodeado por paredes de tablas, con techo de zinc, que cubrían una enorme fosa de unos tres metros de profundidad y con varios años de uso. La parte destinada a apoyar los pies era un antiguo tronco que atravesaba horizontalmente el pozo y sobre el cual debía sacar a relucir mis dotes de equilibrista para no caer al vacío.

Los primeros días no fueron muy agradables en ese sentido porque, aparte de carecer de buen equilibrio, el mayor inconveniente era la oleada de los mosquitos moradores del pozo, los cuales dejaban su marca en mis partes íntimas cada vez que iba allí, apresurado por mi intestino. Esto provocó en las siguientes semanas la postergación de mis visitas a la letrina, debido a lo que usualmente se conoce como constipación o estreñimiento voluntario.

Pasaron los meses y, como a todo uno debe acostumbrarse, era común ver al doctor parado sobre el viejo tronco ahuyentado los insectos de gran tamaño mientras trataba de esquivar sus aguijones. Cierta mañana, luego de llegar al consultorio escuché algunos gritos un poco lejanos: "¡¡¡doctor!!, ¡¡¡doctor! Me parecía la voz de César proveniente de la letrina, corrí y, a medida que me acercaba, percibía con más fuerza los pedidos de ayuda. Cuando llegué, pude confirmar mi presentimiento, el derruido tronco se había quebrado por el peso del robusto enfermero, quien se encontraba en el fondo del pozo tratando infructuosamente de salir. Yo busqué algo de lo que pudiera asirse, al fin encontré una rama larga que lo ayudó a emerger ileso de semejante contenido. En ese instante, llegó su esposa y, al verlo todo cubierto de excremento, comprendió lo sucedido y estalló en una risa que de inmediato nos contagió a todos, sin importar el olor que despedía mi compañero.

En los próximos días no teníamos el ánimo necesario para ir en busca de un nuevo tronco, por tanto, el retrete quedó fuera de servicio. Esto ofrecía otra dificultad, que traté de resolver visitando la letrina de la pequeña escuela a casi un kilómetro de distancia, sin buenos resultados, pues en más de una ocasión y de manera involuntaria había cumplido el propósito antes de llegar al destino.

Mi creatividad iba en aumento cuando se me ocurrió emplear una gran cantidad de fundas de polietileno que tenía guardadas para otros fines. ¡¡¡Cómo no lo había pensado antes!!!, me dije, pues al fin podía evacuar sin problema. Lo hacía en una funda colocada dentro de un recipiente ("basenilla" o "pelela") ubicado sobre una silla en la habitación; luego de hacer un nudo, la transportaba para arrojarla al fondo del pozo ciego. Aquello me pareció la solución ideal durante varias semanas, incluso se regularizó mi digestión. En una oportunidad, me percaté de que los niños de las casas vecinas jugaban con bolsitas del mismo color, me acerqué y, cuando les pregunté de donde las obtenían, la respuesta fue obvia, de la letrina. Tenía su explicación: habían observado mi rutina casi diaria y, luego de alejarme, ellos corrían hasta el lugar; con la ayuda de una rama sacaban la funda del fondo, la cual, una vez lavada en el río, pasaba a formar parte de su entretenimiento. Unos días después, estábamos con César buscando un buen tronco para rehabilitar la letrina.

En los siguientes meses, llegó la noticia de que se haría realidad el proyecto de construcción del nuevo subcentro de salud, en reemplazo de la vetusta estructura que apenas se mantenía en pie. Los planos de la nueva obra incluían más espacio y, sobre todo, dos inodoros que tendrían un sistema de desagüe a través de una tubería cuyo recorrido era de unos cuarenta metros hasta el río. Esto fue planificado en vista de que no existían más casas cercanas en la dirección de la corriente, esto es río abajo.

En efecto, tal y como se nos había prometido, durante las próximas semanas las avionetas empezaron a traer el material y a los obreros. En corto tiempo, levantaron la nueva estructura con mayores comodidades que la anterior, pues aparte de los cimientos de concreto tenía el piso y paredes de madera con el techo metálico de zinc y ventanas con una fina malla de alambre, yo supervisaba muy atento la instalación de inodoros y colocación de la tubería. En los últimos meses, antes de mi partida de Curaray, estábamos listos para la inauguración y decidimos con el enfermero probar el funcionamiento y sistema de desagüe de los sanitarios. Como era el encargado, tomé la iniciativa una mañana, y luego de vaciar el agua con un balde constatamos con fervor que daba resultado. Era tal el éxito que no esperamos a la inauguración y lo usamos diariamente, olvidándonos por un tiempo de la vieja letrina.

Faltaba poco para el acto inaugural. Una tarde, acudió a nosotros el vecino de una casa próxima, situada a unos metros río arriba, para contarnos que estaban flotando excrementos frente a su vivienda. El lo atribuyó al desagüe que habíamos estrenado. ¡¡Imposible!!, exclamábamos nosotros. La lógica indicaba que la dirección de la corriente hacía improbable que las deyecciones fueran a parar río arriba, a unos veinte metros del desaguadero, en donde vivía nuestro vecino.

Este anciano sabio nos contó lo que había ocurrido y que no supimos prever unos meses antes cuando la corriente estaba alta por las lluvias, el ingeniero había trazado el plano con caudal alto. Ahora el cauce del río Curaray había bajado debido a la época y en la zona del desagüe se producía un fenómeno hidrodinámico, se había formado una suerte de remanso con un pequeño remolino que dirigía el agua unos metros hacia atrás en dirección a la casa del vecino…recordé que siempre se debe consultar primero a los habitantes de la selva, a aquellos dueños milenarios no solo de la tierra sino también de los secretos del río.

Bastó un pequeño recorrido para confirmar tal aseveración. Regresamos con la frustración propia de un proyecto fallido y que había costado tanto. Tuve que dar aviso con la mayor brevedad, y la inauguración quedó postergada. Después de mi partida, me enteré que la cañería fue retirada y conducida hacia el viejo pozo ciego que tantas cosas me evocaba.

Un año después, durante una visita pasajera, verifiqué con tristeza el taponamiento de la última tubería la cual estaba obstruida por no tener el gradiente necesario, los inodoros quedaron como recuerdo. Nunca pensé que volvería a verme de pie balanceándome sobre un tronco atravesado en el pozo de la vieja letrina, recordando mi talento de equilibrista; pero esta vez me había untado un repelente contra moscas, mosquitos y demás fantasmas de las letrinas...

RECONCILIACION CON EL SHAMAN Y TRABAJO EN EQUIPO

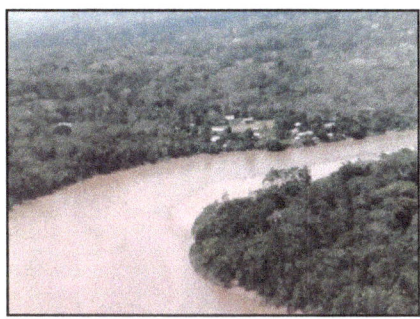

"... En un instante creí que se produciría un enfrentamiento de criterios médicos, pero, al saludarnos afectuosamente, entendí que más bien era una noche propicia para la convergencia de los saberes..."

Después de trabajar y residir casi un año en la comunidad, ya no me consideraba un extraño sino más bien parte del lugar; me había adaptado a su manera de vivir, al medio ambiente, a la simpatía o antipatía de la sociedad. Sabía que en ningún sitio se puede agradar a todos, en especial a quienes ocasionalmente aconsejaba sobre hábitos de vida saludables y ante cuestiones tales como machismo y violencia familiar, así contribuía a la prevención en el contexto de la función médica. Había pasado mucho tiempo desde aquella vez en que visité al shamán, por causa del pequeño falleció.

Una tarde en que este hombre anciano salió a caminar, había resbalado apoyando las manos sobre una piedra, lo que provocó un dolor intenso en una de sus muñecas. Al llegar a casa, su esposa se preocupó mucho por la deformación que presentaba. Estaban acostumbrados a los accidentes de todo tipo y sabían que, cuando un miembro se deformaba de esa manera, era evidente que un hueso se había quebrado. Supe luego que ella trataba de convencer a su esposo de hacer una visita al doctor, pues hubo antes otra persona de avanzada edad que sufrió algo parecido y después no pudo mover esa mano. El no tenía intenciones de acudir, tal vez por celo profesional al sentir que iba a ser atendido por alguien con quien competía; además estaba el antecedente de nuestro fugaz encuentro de unos meses atrás.

Nunca supe si fue por el dolor o por la insistencia de su esposa, que una mañana vino al consultorio acompañado de algunos familiares. Al verlo, César me recordó quién era y me preguntó lo íbamos a hacer, noté que esperaba mi respuesta con cierto temor. En realidad, no había rencores y, si los hubiese, sabía que en mi trabajo no podría hacer distinciones a la hora de aliviar una dolencia. Cuando lo recibí cordialmente, observé que tenía una expresión de dolor e impotencia a la vez, no era para menos porque al revisar el antebrazo, presentaba una desviación importante en su parte distal, lo cual me preocupó por dada mi escasa experiencia en la reducción de fracturas.

Ante tal situación, le ofrecí la posibilidad de solicitar una ambulancia aérea para llevarlo a un hospital; además el sol había salido por algunos días, y la pista estaba adecuada para el aterrizaje de la avioneta. Me sorprendió cuando el paciente expresó su desacuerdo, no quería abandonar la selva que era su hábitat por un mundo que en pocas ocasiones había visitado y en el cual se había sentido extraño e incómodo.

Yo trataba de explicar al enfermero los detalles del problema y los riesgos para que se los tradujera lo mejor posible; por los gestos del Shamán parecía que no estaba dando resultado mi intención de realizar el traslado. A medida que el tono de la conversación se elevaba, ya me iba preparando para lo que debía hacer. En ese momento, fuimos interrumpidos por una madre que traía a su pequeño hijo con una pequeña herida de juego, indiqué a César que llevara al fracturado a otra habitación en tanto asistía al niño en el consultorio.

Cuando terminé fui a la sala de espera con la sospecha de que no iba a encontrar al shamán, pero aún estaba ahí, en su asiento y apesadumbrado. La esposa se levantó para darme un mensaje a través del enfermero, el cual me lo tradujo con prisa de la siguiente manera: "él dice que no va a salir de la selva, pero te pide le cures y que le alivies el dolor". Ahora el asustado era yo, no solo porque tenía que realizar un procedimiento nuevo, sino también por la tremenda responsabilidad de curar al shamán más respetado de la zona.

Después de un corto lapso, me senté junto al paciente, puse mi mano en su hombro y con una sonrisa le dije "ari", que indicaba mi aceptación. ¡¡Oh qué grata sorpresa y entusiasmo me invadió cuando él respondió con otra sonrisa y, extendiendo su brazo sano, también tocó mi hombro; eso fue el inicio de nuestra amistad!! Enseguida fui a buscar los elementos para efectuar una inmovilización con unas vendas de yeso, pero, antes y con la ayuda de Cesar, realizamos una tracción forzada para alinear la fractura en medio del grito de mi paciente, quien en su lengua nativa dejaba escapar palabras y frases poco adecuadas para traducir y que hacían peligrar nuestro pacto de reconciliación.

Tras una buena dosis de analgésicos y de acomodar el brazo en el cabestrillo, volvió a su canoa en donde le esperaban otros familiares para llevarlo navegando río arriba. Al término de varias semanas de controles en su casa, decidimos retirar el yeso y empezamos la lenta rehabilitación sin mayores inconvenientes.

Por aquellos días, el enfermero había solicitado las vacaciones anuales para disfrutar junto con su familia unas dos semanas en un lugar río abajo que ofrecía buena pesca y cacería. Yo me quedé solo, sin mi más cercano colaborador y vecino, pero me las arreglaba para salir por las tardes a pasear o a visitar pacientes en las inmediaciones y a mis amigos del destacamento militar. Tomaba un baño en el río antes de que oscureciera y me dirigía a casa para preparar la cena.

Un día, escuché el ruido de un motor que se aproximaba; como era usual, fui a la orilla para ver de quién se trataba. Era el enfermero y su familia que regresaban antes de lo planeado. En el fondo de la enorme canoa, estaba alguien acostado; por el gesto de los viajeros pensé que había ocurrido algún accidente. César se acercó y me dijo: "Estanico se está muriendo", se refería a su suegro. Aparentaba estar inconsciente y, mientras lo llevábamos en brazos hacia el consultorio, percibí en su semblante la dificultad para respirar y escuchaba el sonido proveniente de sus bronquios que en lenguaje médico se denomina "roncus".

Recorrimos con rapidez la distancia hasta el consultorio. Según el relato, había comenzado con tos y dificultad respiratoria, su debilitado organismo no respondió al tratamiento inicial dado por el enfermero, por tal motivo decidieron volver. El pesimismo inundaba el ambiente, el llanto de familiares que se iban acercando parecía anunciar lo peor. Estanico estaba semiinconsciente, y sus ojos vidriosos reafirmaban nuestro temor, pues una bronconeumonía en un paciente anciano conlleva alto riesgo.

No es algo cómodo ni agradable trabajar durante la noche con velas y linternas, mas ya había pasado por tal experiencia varias veces. La prioridad era proveer al paciente de oxígeno, pero no lo teníamos. Además, necesitábamos un aspirador de secreciones que también faltaba, pues no había electricidad. Procedimos a hidratar y a administrarle antibióticos mediante una venoclisis; y mientras pensaba cómo podíamos aspirar los bronquios, sucedió lo inesperado.

La esposa de Estanico había enviado una canoa a motor para traer al shamán, ¡vaya sorpresa! Cuando mi amigo entró en el consultorio, nos miramos, sentí que estaban invadiendo mi lugar de trabajo. En un instante creí que se produciría un enfrentamiento de criterios médicos, pero, al saludarnos afectuosamente, entendí que más bien era una noche propicia para la convergencia de los saberes.

Mi viejo colega, con su brazo aún en rehabilitación, ordenó retirarse a todos los familiares, excepto a la esposa del paciente y a nosotros. ¡¡Fue increíble!!, todos acataron y enseguida salieron; yo no hubiera tenido tanto éxito, reflexioné.

Habíamos terminado de adaptar una sonda a una enorme jeringa de vidrio que serviría para aspirar las mucosidades. Me dirigí al shamán para comunicarle que trabajaríamos juntos, él sonrió con ademán de aprobación (qué alivio, dije para mis adentros, pues sospechaba que sería el próximo al que ordenara retirarse).

En un momento, me detuve a pensar en la suegra de César, quien, no obstante tener a su yerno como enfermero y al doctor que en varias oportunidades la había atendido, prefirió llamar al shamán y reunir a todos los que podían hacer algo para salvar a su querido esposo.

Para ese momento nos habían traído varias ollas con agua hirviendo, y el vapor inundaba los bronquios de sanos y enfermos. Con César tratábamos de extraer secreciones por medio de la sonda que ingresaba por la nariz y por la boca del paciente. Su mujer sacaba las ollas con agua para remplazarlas por otras. El shamán tocaba suavemente el tórax del enfermo a la vez que promulgaba frases prolongadas, de a ratos interrumpidas con el sonido de la tos a causa de la sonda de aspiración en la garganta de Estanico.

Sentía que estábamos trabajando en equipo, de diferentes modos que se entrecruzaban en un mismo objetivo, la salud y la vida misma de una persona.

Después de unas horas, empezamos a notar mejoría en la respiración de nuestro paciente. El amanecer nos sorprendió sentados en el piso, debido el cansancio, mientras la inagotable señora seguía cambiando las ollas para mantener el vapor en el ambiente. Un gemido nos alegró la mañana, era Estanico que abría los ojos. No podía creer que haya bastado una sola noche para tal recuperación.

Yo especulaba sobre las causas de rápida mejoría, seguramente era la limpieza de secreciones de sus obstruidos bronquios, o tal vez la hidratación con los antibióticos, o tal vez el vapor, o quién sabe. Sin duda, el shamán pensaba también que su ciencia fue efectiva una vez más. Mi única certeza era que la esposa de Estanico no había descansado en toda la noche prodigando su amor al compañero de la vida, con tanta entrega que en mis recuerdos ella surge como la mano sanadora. La Fe y el amor si curan……

Al cabo de varios días de cuidado en la casa del enfermero, el paciente se fue caminando a su domicilio.

EL FIN DE UNA ETAPA
Y EL INICIO DE OTRO DESAFIO

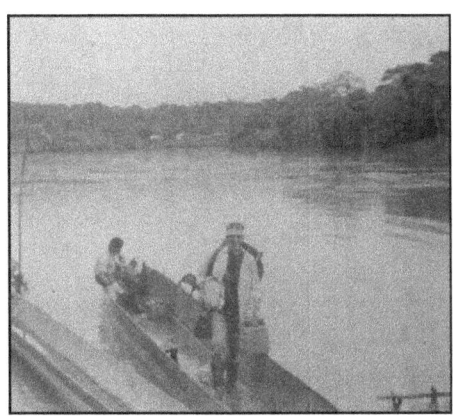

"... la medicina alópata había logrado conciliar y convivir con la medicina tradicional de los nativos, y el escenario era apropiado para la continuidad..."

Después de un período de experiencia con la comunidad de Curaray, llegó el momento de mi partida. Estaba terminando el año de medicina rural que todo profesional debe cumplir al final de su formación universitaria.

Recordaba cuando, tiempo atrás, tenía en mis manos la lista de destinos y el mapa con aquel punto lejano en el oriente selvático, llamado Curaray, en donde había un subcentro de salud nunca antes ocupado. Había más plazas que médicos, y ésta siempre quedaba sin cubrir por ser un lugar distante, poco accesible y casi olvidado.

Antes de marcharme, se sumaba a la nostalgia que me invadía por esos días la inquietud de los miembros de la comunidad que preguntaban si habría otro médico el siguiente año. Sentí que había abierto el camino para que futuros colegas retomaran el desafío allí, pues la medicina alópata había logrado conciliar y convivir con la medicina tradicional de los nativos, y el escenario era apropiado para la continuidad. Yo debía seguir mi camino. No tenía ánimo para festejos ni despedidas, era mi costumbre evitar situaciones muy emotivas, en especial aquellas que implicaban separación, probablemente una manera de resguardo, tal vez no la mejor.

Tenía la esperanza que, en los próximos años, más colegas se animarían a elegir el lugar, cuya falta de confort se veía ampliamente compensada por la calidez de su gente y la diaria satisfacción de sentirse útil en una zona con tantas carencias, no sólo de orden médico.

El día de la partida, y después de una prolongada charla con César, el fiel enfermero, cargamos la canoa a motor y nos dirigimos a la pista de aterrizaje para esperar la avioneta. Después de unos minutos y al llegar al atracadero, me enterneció ver una cantidad de adultos con sus hijos que nos esperaban. No se despedían del doctor, sino de un amigo que en algún momento los conoció en medio del dolor; que también aprendió de sus almas genuinas, de sus ganas de vivir a pesar de las vicisitudes, de sus temores, sus mitos, pero sobre todo de su convicción inquebrantable para mantener viva la pureza milenaria de su raza en medio de un ámbito difícil y de un creciente ingreso de vicios externos.

Ya en el avión, sentí un nudo en el estómago al dejar aquel que fue mi hogar por casi un año, pensando que no volvería jamás, cuán equivocado estaba.

Decidí postergar mi vuelta a la capital mientras realizaba algunos trámites y saludaba a amigos en la ciudad de Puyo, lugar paradisíaco cuyas bondades eran requeridas permanentemente por turistas nacionales y extranjeros; unos con la intención de conocer los sitios aledaños, otros dispuestos a ingresar por vía fluvial o aérea en pos de vivencias que sólo la selva amazónica puede brindar.

Tenía unas semanas de descanso y me ofrecí para realizar un reemplazo médico en un lugar cercano llamado Mushullacta, que quedaba a una hora en bus. Aprovecharía para conocer otra comunidad integrada por nativos y mestizos, en ese tiempo pensaba con serenidad sobre el porvenir laboral próximo.

Un día y por casualidad, se detuvo en aquel centro médico una enfermera foránea, que trabajaba para una organización no gubernamental en el área de desarrollo comunitario. En medio de la animada conversación en la que compartíamos similares experiencias, pues ella trabajaba desde hacía varios años sirviendo en forma itinerante en varias comunidades del interior de la selva, surgió la inquietud de enviar una petición para ser miembro del equipo de salud. Para abreviar, sólo contaré que, después de algunas entrevistas, se abrió la grandiosa posibilidad de dedicarme a la visita de comunidades selváticas teniendo como base el hospital de la institución, que quedaba a pocos kilómetros de Puyo.

Por aquellos días, estaba dando mis primeros pasos hacia una visión que trascendía lo laboral y que nunca iba a extinguirse. No podía anhelar otra cosa por entonces, pues tenía la posibilidad de continuar mi formación académica en el Hospital Vozandes de Shell, un hospital en donde estaría a tiempo parcial debido a que necesita la otra mitad del tiempo para realizar visitas médicas a decenas de comunidades en un período de tres años. No había tiempo para continuar las vacaciones, enseguida me involucré en el nuevo reto que tenía por delante y comencé otra etapa de formación profesional y de trabajo comunitario.

Se desplegaba un abanico de posibilidades y de nuevas experiencias mientras escuchaba atentamente cómo Daniel, el director del programa de asistencia comunitaria, relataba la trayectoria de un trabajo que llevaba décadas de servicio y mencionaba las necesidades permanentes de las personas que vivían en el interior de aquella espesura amazónica. Pronto me atrajeron sus objetivos y estilo de trabajo, mientras preparábamos los primeros cronogramas de visitas, la lista de materiales y procedimientos. Daniel y su familia han dedicado su vida al servicio de los aborígenes, estuvieron en la selva mucho antes de que yo llegara al Curaray.

Al siguiente día, fuimos al hospital para una entrevista con Steve, el director médico del hospital, quien también llevaba muchos años en la tarea de dirigir el lugar donde llegaban los pacientes que eran evacuados por la ambulancia aérea.

Los próximos años serían de crecimiento interior, trabajo desbordante, pleno de experiencias y singulares anécdotas dignas de continuar relatando en este libro.

LA PROYECCION INTERMINABLE
DE UN VIDEO

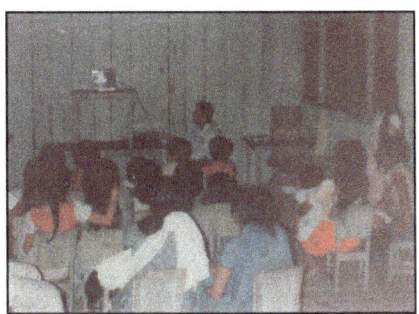

"... la gente estaba sentada en el suelo, en tanto las palabras del traductor se desvanecían entre los comentarios de grandes y chicos al ver por primera vez aquellas imágenes en movimiento..."

Había empezado el nuevo trabajo con grandes expectativas y responsabilidades dentro de lo que significaba brindar salud a través de la atención primaria. Se diferenciaba de mi trabajo anterior que se desarrollaba en una zona más restringida. Ahora tenía un cronograma de actividades que incluía a la mayoría de las comunidades de la ribera del rio Bobonaza en la provincia amazónica de Pastaza que tuvieren una pista de aterrizaje. Contaba con un equipamiento adecuado para la atención médica y el próximo desafío era conformar un grupo de trabajo integrado también por un odontólogo y otra persona para las tareas de enfermería, vacunación y promoción sanitaria.

Tuve la fortuna de contar con Hernán, un inspector sanitario cedido por la Dirección Provincial de Salud, con quien durante años conformamos un equipo que recorría la selva. El perfil de este compañero amerita un capítulo aparte que desarrollaré más adelante. Había dificultad para hallar un odontólogo que se incorporara al grupo de manera permanente, era algo fundamental, debido a los problemas dentales que aquejaban a los nativos.

Entre los elementos de trabajo, teníamos un video-reproductor y un televisor que funcionaba con una pequeña planta de electricidad a gasolina, esto nos permitía llevar películas educativas a lugares remotos en donde no se conocía esta tecnología. Habitualmente, las proyecciones eran por la noche, después de alguna reunión en la escuelita de la comunidad. El positivo impacto de este método audiovisual servía más que mil palabras cuando se trataba de enseñar sobre el agua, la alimentación y los cuidados generales.

En cierta oportunidad y al estar varios días en una comunidad, nuestro retorno se vio demorado por la lluvia persistente que impedía el aterrizaje de la avioneta; a uno de los nativos se le ocurrió que podíamos visitar en canoa a una comunidad ubicada a pocos kilómetros y carente de pista de aterrizaje, por lo cual no les era posible recibir los beneficios de las visitas médicas.

A la mañana siguiente, decidimos realizar el viaje, y nuestros guías insistieron en que lleváramos el equipo audiovisual, puesto que en esa comunidad era desconocido. Vanos fueron mis intentos para disuadirlos de tal idea, dado que no acostumbraba llevar los aparatos en canoa y menos en medio de la lluvia. Accedí tomando todas las precauciones del caso y pronto me vi navegando, al estilo del Curaray, en mitad de la permanente llovizna. Los minutos se transformaron en horas hasta comprender que no estábamos tan cerca de nuestro destino como me habían dicho. Sin embargo, no importaba mucho, pues la pista permanecería mojada por varios días y estábamos aprovechando nuestro tiempo. Casi al mediodía, arribamos a un claro junto al río; se trataba de una pequeña comunidad de unas cincuenta personas entre adultos y niños. Alguien se había adelantado para anunciar nuestra llegada y no sabía si esperaban al médico o al aparato en forma de caja que dejaba ver cosas reales en movimiento según los comentarios de sus vecinos. Teníamos planificado un viaje corto para volver por la tarde, pero era evidente que estaríamos más tiempo.

El trabajo médico en un lugar donde antes no había llegado un equipo de salud implicaba examinar a la población en su totalidad, pues detectábamos todo tipo de problemas tratables o prevenibles.

Nos sorprendió la noche sin haber terminado, pero decidimos suspender la atención para reanudarla a la mañana siguiente.

Nos encontrábamos en la casa comunal y, luego de cenar mandioca con carne ahumada, sentíamos el cansancio de todo un día de actividad, pero como se había promocionado el vídeo, nadie se movía del lugar. Procedimos de inmediato a conectar el equipo y a dar inicio a la proyección; la gente estaba sentada en el suelo, en tanto las palabras del traductor se desvanecían entre los comentarios de grandes y chicos al ver por primera vez aquellas imágenes en movimiento. El traductor se dio por vencido y se sentó a disfrutar del espectáculo. Desde un costado del salón, yo observaba los gestos de asombro y felicidad contagiosa mientras me regocijaba con la decisión de haber venido a pesar de los inconvenientes. Teníamos combustible suficiente y tres vídeos que conocíamos de memoria; después de una hora y media empezamos a sentir el cansancio. Nosotros, que nos habíamos ubicado ya en la parte posterior, estábamos acostados sobre nuestras bolsas de dormir con los ojos entreabiertos.

Antes de insertar el último vídeo de una hora de duración, recomendé a uno de nuestros guías que, al terminar la proyección, nos avisara para poder despedir a la gente y apagar el equipo, en esa confianza no dudamos en cerrar los ojos por unos instantes que se convirtieron en horas, pues nos quedamos dormidos.

Cuando desperté, me llamó la atención el hecho de que la gente permaneciera inmóvil, sentada en el piso. Por tal razón, supuse que Hernán se había despertado antes y estaba repitiendo alguno de los vídeos, aunque llamaba la atención que no hubiera volumen. Cuando me puse de pie para mirar por encima de las cabezas hacia adelante, en donde habíamos colocado la mesa con la televisión de catorce pulgadas, sólo pude divisar una imagen blanca con rayas, señal de haber concluido la película. Nadie se movía, nadie pestañeaba, yo me preguntaba qué estaba pasando. En unos segundos, tuve mi respuesta, comprendí que habían sido cautivados con cualquier imagen que saliera del mágico aparato que jamás antes habían visto.

No sé cuánto tiempo pasaron mirando la pantalla en blanco. Sólo sé que, al levantarme e intentar apagarlo para despedir a los presentes, recibí el pedido unánime de reiterar alguno de los vídeos, cualquiera, decían por medio del traductor. Lo único que me permitió cerrar la función de aquella noche fue el compromiso de que a primera hora de la mañana repetiríamos toda la proyección.

LA HISTORIA DEL CARAMELO

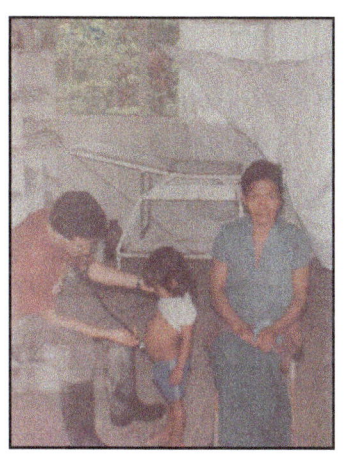

"... No hallé ningún gesto capaz de reanimar mi rostro ante semejante declaración, mientras la niña me clavaba su miraba sonriente..."

La gran cantidad de localidades destinadas a nuestras visitas periódicas dificultaban la planificación de un cronograma que pudiera satisfacer nuestras expectativas y las necesidades reales de las comunidades, debido a que cada visita requería una permanencia de dos o tres días en cada lugar para el logro del objetivo de atención médica, vacunación y actividades preventivo-educativas. Una vez completado el trabajo, debíamos esperar que una avioneta nos trasladara a otro sitio, siempre que las condiciones climáticas posibilitaran el cumplimiento de lo establecido; generalmente luego de visitar la segunda localidad, había que volver a la base en busca de material, medicamentos y provisiones.

Según recuerdo, disponíamos de dos semanas para realizar esta tarea que consumía alto presupuesto en vuelos y remedios. ello implicaba que sólo podía visitar cuatro o cinco lugares mensualmente, antes de reincorporarme a la actividad hospitalaria y planificar los viajes para el próximo mes. Esta limitación de tiempos y costos afectaba la continuidad de un proceso destinado a casi veinte comunidades, marcando una gran diferencia con mi anterior estadía prolongada en Curaray. Esto solo nos animaba a continuar ofreciendo lo mejor de nosotros y en la manera más efectiva posible. Un modo de aliviar la demanda era la comunicación radial con los promotores o líderes de las comunidades para satisfacer preguntas y sugerir formas de tratamiento cuando aparecían contingencias. En ocasiones, debíamos enviar una avioneta para evacuación de algún enfermo o herido, cuya complejidad no podía ser atendida en el lugar.

Nos tocaba ingresar en una comunidad llamada Charapacocha, la cual según mis registros habíamos visitado hacía cuatro meses; por alguna razón, habíamos demorado en volver, pero estábamos en camino. Mientras aterrizábamos, pude contemplar una vez más la belleza del lugar situado a poca distancia del imponente río Pastaza. Era común ver a los niños corriendo en tanto el piloto realizaba una vuelta a baja altura observando las condiciones de la pista y, sobre todo, la presencia de algún animal que pudiese traer problemas al momento de bajar, pues eran comunes los incidentes por la presencia de una vaca o un cerdo que se atravesaban cuando el pequeño aparato trataba de tocar tierra. Los niños estaban bien instruidos en no correr hacia el avión hasta que éste se detuviese por completo y apagara el motor. Recién entonces podían emprender veloz carrera hasta alcanzarnos. Su felicidad se entremezclaba con su afán de contribuir a descargar el equipo, los medicamentos, las provisiones y todo el material que generalmente tenía como destino la escuelita o la casa comunal, donde desarrollábamos nuestras tareas. La llegada casi siempre estaba envuelta en un espíritu de fiesta mientras los nativos nos prodigaban su mejor atención.

Después del espectáculo impresionante que significaba escuchar el rugido del avión tratando de elevarse sobre una pista de apenas 300 metros, y luego de ver cómo se perdía en el horizonte, comenzábamos a adecuar un consultorio con las mesas de la escuela y dos bancas unidas por sus extremos a manera de camilla. Era un gran logro conseguir privacidad para el examen clínico, pues cuando por fortuna encontrábamos una habitación con paredes de paja o madera, no podíamos evitar que miles de ojos estuvieran observando por los espacios entre las tablas o por las ventanas de malla. Las sábanas que llevábamos para resguardar el pudor de nuestros pacientes no alcanzaban para tanta curiosidad lógica, en especial de los más chicos, interesados en aprender algo de las cosas nuevas que venían del exterior.

Solíamos atender en una esquina del aula de clases; en el otro extremo de la habitación, en una improvisada sala de espera, los padres y sus hijos aguardaban el turno en medio del bullicio y comentarios propios de la ocasión. Estábamos habituados a prestar asistencia en medio del ruido y con un traductor, por lo general el promotor de salud, que no se despegaba de nosotros, pues era la oportunidad de aprender y trabajar juntos. En el mismo lugar se ubicaba Hernán, quien aplicaba las vacunas que debían ser utilizadas preferentemente en el primer día, debido a que los recipientes de hielo no duraban más de veinticuatro horas al cabo de las cuales se perdía la cadena de frío. Por tal razón, era común ver a mi insistente compañero visitando las casas con el propósito de convencer a los padres sobre la importancia de las vacunas.

Charapacocha era una comunidad de numerosos habitantes en el centro y alrededores, quienes venían en el transcurso de todo el día. Esto representaba una prueba para nuestra fortaleza física y mental, ya que por momentos debíamos tomar un pequeño descanso para luego continuar la interminable atención que llegaba hasta cerca de ochenta consultas en un día. Por la noche, no perdíamos oportunidad de mantener charlas sobre diversos temas, con preferencia respecto a las enfermedades que prevalecían en cada zona. La proyección de los vídeos cerraba el día con broche de oro. En la segunda jornada, la demanda era menor y nos permitía preparar otro tipo de actividades.

Recuerdo en particular una experiencia, durante la atención en el segundo día, cuando había acudido una regular cantidad de pacientes, entre ellos, madres con sus hijos procedentes de una comunidad cercana. Mientras atendía en el improvisado consultorio, atrajo mi atención una pequeña niña como de unos seis años; me miraba y señalaba con su mano mientras iba hacia su madre, que parecía no inmutarse; a medida que pasaban los pacientes y los minutos, se reiteró esa situación, la cual interpreté como algún requerimiento producto de la curiosidad o tal vez del temor que habitualmente sienten los niños hacia el médico. Mi intriga fue en aumento al observar la insistencia de la pequeña que tironeaba del vestido de la madre para llamar su atención, siempre señalando hacia el sitio en donde me encontraba. Esperé con paciencia a que llegara su turno para conocer el motivo; pero la madre, en vez de acercarse, hablaba con su hija con gestos de represión, pues para ese momento se había percatado de que yo la observaba.

En determinado momento, la madre tomó a la niña con intención de llevarla afuera. Eso desbordó mi intriga de saber qué sucedía, así que me levanté y, con amabilidad, les solicité regresaran al consultorio. Enseguida me sorprendió la gran sonrisa de la pequeña mientras se aproximaba a mí, era evidente que no estaba enferma ni la intimidaba mi presencia.

Mi curiosidad me llevó a preguntar a la mamá la razón de la perseverancia de su hija en señalarme desde hacía un buen rato. ¡¡Otra sorpresa!!, pocas veces me arrepentí tanto de haber formulado una pregunta como en esta ocasión, cuando escuché la respuesta de la madre:" Mi hija me pide que te recuerde el caramelo que le ofreciste la última vez que estuviste por acá, hace cuatro meses". No hallé ningún gesto capaz de reanimar mi rostro frente a semejante declaración, mientras la niña me clavaba su miraba sonriente.

No era mi costumbre ofrecer lo que no podía cumplir. Mi amigo Hernán que tenía buena memoria aclaró rápidamente mis dudas. Él recordaba que mientras tratábamos de aplicarle una vacuna en la visita anterior, en medio del llanto de la pequeña, yo le había ofrecido como aliciente un caramelo; pero, al ir a buscarlo, notamos que las golosinas se habían terminado. Me comprometí entonces a que en mi próxima visita al lugar yo traería el preciado obsequio. No tenía paz en ese momento, pues los caramelos no estaban en la lista de provisiones para este viaje, fui de prisa hasta mi mochila para buscar algo que calmara mi conciencia; extraje una parte de mis alimentos enlatados los ofrecí a la niña y a su madre en gesto de disculpa por mi imperdonable olvido.

Ese pequeño ángel no dejaba de sonreír mientras se alejaba con su progenitora.

De tantas experiencias durante aquel día, aquella de la mañana me enseñó una vez más sobre la sensibilidad de los niños, en especial en la selva, que no olvidan fácilmente una promesa y la esperan durante meses, aunque se trate simplemente de un caramelo, que llegue para completar un sueño y enseguida empezar otro.

LOS PILOTOS DE LA SELVA

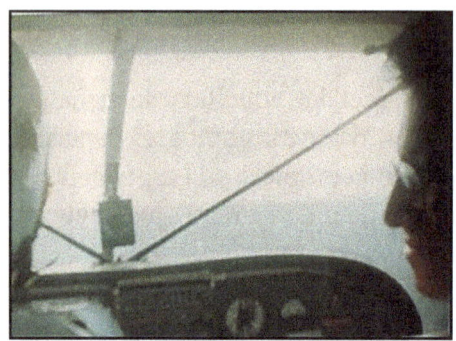

"... algunos ya no están, no estimando su ausencia como una pérdida, sino como la semilla del mensaje que se reproduce silenciosa en los corazones de todos los que recibimos su testimonio."

"Sentía que mi vientre se desgarraba ante las reiteradas caídas en vacíos de aire, mientras el piloto esbozaba una sonrisa, seguramente para mitigar mi pánico."

En más de una oportunidad, me detuve a reflexionar sobre el motivo por el cual habían decidido ser pilotos misioneros, en aeronaves con un solo motor que se bamboleaban casi al capricho del viento, y con el peligro agregado de transitar por las rutas de la selva amazónica, cuyo clima inestable y lleno de sorpresas podía poner en apuros al más experimentado aviador.

Desde mi primera entrada en la selva, había tenido en varias ocasiones la sensación de que volaba en situaciones difíciles y aprendí a valorar el trabajo de alto riesgo de aquellas personas con inmensa vocación de servicio.

En este capítulo, a manera de homenaje y testimonio, me permitiré mencionar los nombres de algunos pilotos que nos llevaron a la selva y nos trajeron de regreso a casa, incluso algunos hechos que enaltecen su actividad y merecen comentarse. Algunos de estos hombres ya no están entre nosotros.

Cierta vez y, cuando todavía me encontraba en Curaray, había solicitado por el radio una ambulancia aérea para un niño que se había fracturado una pierna. Al día siguiente y mientras esperaba la avioneta, acudió una señora embarazada, quien, según mi examen, podía tener problemas durante el parto que se aproximaba en pocas semanas. No era una urgencia, pero esperaba la avioneta para intentar derivarla al hospital.

Después de haber aterrizado, el piloto me comentó que sólo tenía lugar para una persona, pues venía de otras comunidades con otros pacientes que salían. Después de haber subido al pequeño fracturado, yo pregunté con insistencia si había lugar para esta señora que esperaba de pie, a un lado de la pista. Diego, el piloto, de manera tranquila pero muy real, me contestó: "Tengo tanto peso en el avión que, si hago subir a otra persona, no vamos a poder despegar, y no quiero morir con mis pasajeros en el día de hoy", además sabíamos que no era una urgencia en ese momento.

Después de encender el motor y antes de iniciar la carrera, el piloto miró por un instante a través de la ventanilla a aquella paciente que no podía llevar y que estaba parada junto a mí, a un costado de la pista. Luego de haberse perdido en el horizonte, pues era nuestra costumbre observar cómo el avión se elevaba y su silueta desaparecía en la lejanía, decidimos volver y esperar otra oportunidad.

Habían pasado unos treinta minutos y navegábamos de regreso con la señora embarazada; cuando, de pronto, escuchamos el clásico sonido del motor que indicaba el acercamiento de una aeronave: Dimos media vuelta y nos dirigimos veloces hacia la pista, pues estábamos a considerable distancia. Al llegar, pensé enseguida que se trataba de la misma avioneta que había retornado; ¡¡oh sorpresa!!, era otra nave similar que había estado volando por aquella zona y que había recibido un mensaje urgente de Diego para acercarse a buscar a una señora embarazada que había quedado en Curaray.

Comprendí que el piloto no sólo se preocupaba por sus pasajeros, sino también por aquellos que habían quedado en tierra. En los siguientes días, nos enteramos de que la paciente había dado a luz a su hijo en el hospital con cesárea, en un día que coincidió con incesantes lluvias en nuestra zona, lo cual habría hecho imposible evacuarla a tiempo.

John era un piloto misionero que había dejado su país para servir en la selva, era un hombre alto, como de un metro noventa, y de gran contextura. A veces, me costaba creer cómo hacía para entrar en la pequeña cabina, pues sus rodillas tocaban el tablero de instrumentos y el casco sobre su cabeza apenas rozaba el techo. En cierta ocasión, habían recibido un llamado de auxilio desde una lejana comunidad en la provincia de Morona, se trataba de una señora que había tenido el parto y presentaba una hemorragia inusual. Cuando me acerqué al radio para constatar el estado de la paciente, su esposo informó, en medio de la angustia, que en ese instante ella estaba perdiendo el conocimiento debido al incesante sangrado.

Conscientes de la gravedad del problema y de la distancia que debíamos recorrer, al poco tiempo estábamos en el aire rumbo a esa localidad. En el viaje, casi no conversamos con el piloto a causa de la preocupación, puesto que presentíamos lo que íbamos a encontrar. Durante los eternos minutos de vuelo, yo revisaba una y otra vez el equipo que llevaba conmigo. Al aterrizar, estacionamos en el lugar donde suponíamos estaba la mujer. En tanto el piloto apagaba el motor, mi ansiedad me empujó a quebrantar la norma de seguridad: tomé el equipo médico, abrí la puerta de mi lado y bajé con la intención de emprender una carrera. Entonces, escuché una voz estruendosa que decía: "¡¡doctor, doctor!!". Volví para mirar a John que me alertaba con gestos del peligro en que estaba al dirigirme hacia delante, mientras la enorme hélice aún giraba.

Entre el asombro y el apuro, enmendé mi descuido yendo por la parte de atrás y, desde allí, corrí hasta la cabaña en donde se encontraba la mujer casi en estado de "shock". Apenas pude colocar una venoclisis para administrar fluidos intravenosos, y ya nos encontrábamos de regreso al hospital. En la parte de atrás de la avioneta, y mientras yo asistía a la delicada paciente, John se dio vuelta para ver cómo estaba la situación, pensé en este hombre alto, que durante un segundo me advirtió que no descendiera por el lugar equivocado; eso me hubiese costado por lo menos la cabellera y al piloto tal vez quedarse sin médico y sin paciente. En realidad, me salvó la vida. Más tarde, la señora se recuperó en el hospital.

A veces y al estar en la sala de guardia, eran los pilotos quienes traían personalmente a los pacientes en sus recorridos por las comunidades. Recuerdo una vez a Brian que entraba con un niño en sus brazos, de quien se pensaba podía tener meningitis. En tanto efectuábamos los primeros procedimientos, él permanecía de pie en una esquina observando todo con un dejo de tristeza, pues estaba habituado a ver las enfermedades que asolaban a los niños en la selva y sabía la gravedad que revestían estos casos.

Cierta época en que Bryan estaba como coordinador de pilotos, sufría de un problema en su columna lumbar, agravado por el esfuerzo diario de levantar cargas pesadas en los viajes. El dolor era constante y, debido a sus responsabilidades, seguía volando. En uno de sus viajes, cuando llegó a una localidad para llevarnos de vuelta a casa, nos pidió que lo esperáramos unos minutos para poder recostarse sobre la superficie dura del ala del aeroplano y así mitigar su dolor, que poco cedía con analgésicos. Tenía una hernia discal y pronto tuvo que "aterrizar" en el quirófano antes de tener una lesión severa del nervio ciático.

Todavía recuerdo cuánto me alegraba al ver la jovialidad de Daniel y disfrutar de las bromas de Job, también aviadores misioneros, este último trabajaba en otra provincia, con su base en la localidad de Sucua. Pasaron varios años desde que yo había dejado la selva para ir a la Argentina, en el afán de continuar mi formación. Una tarde, recibí un correo proveniente de Quito, me enteré de la tragedia en la cual mis amigos habían entregado sus vidas en un infortunado accidente, mientras volaban buscando los restos de otra avioneta que había desaparecido el día anterior con el piloto quien me llevó a la selva por primera vez y a quien me refiero en el primer capítulo "el inicio". En ese accidente también perdió la vida Walter, quien en ese momento era funcionario público y me había ayudado varias veces con sus sabios consejos.

Durante mis años de estadía, pude ver y experimentar junto a ellos, sustos y tragedias que hacen de su profesión una de las más peligrosas. Una y otra vez me preguntaba: ¿es una profesión?, ¿es una vocación?, ¿es una locura? Al final de mi permanencia, comprendí que se trata de una misión, fundamentada en un llamamiento interior que trasciende más allá del servicio y en el cual algunos ya no están, no estimando su ausencia como una pérdida, sino como la semilla del mensaje que se reproduce silenciosa en los corazones de todos los que recibimos su testimonio. Sin embargo, "la mies es mucha y los obreros son pocos", dice la Palabra.

UN INSPECTOR DE SALUD MUY ESPECIAL

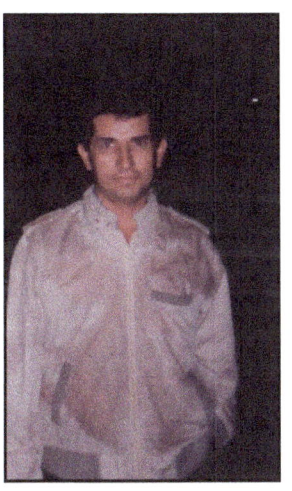

"... me enseñó que no todo giraba alrededor de la medicina, sino, fundamentalmente, de las necesidades de una comunidad y de sus integrantes en particular, lo cual iba más allá de curar las enfermedades."

Cuando una persona se destaca en el trabajo para el cual ha sido llamado, merece un reconocimiento; pero si hace muchas otras cosas, que exceden a sus obligaciones, llega a tener lo que se denomina técnicamente "valor agregado" a su labor y por lo general se relaciona con un alto nivel de motivación, formación y experiencia, que merecen ser comentados en esta obra.

Hernán trabajaba en la Dirección de Salud de la Provincia como Inspector Sanitario, y tenía a su cargo varias funciones; entre ellas, la de vacunación, tarea fundamental en todo programa de actividades preventivas. En su tiempo libre, se dedicaba a la familia conformada por su esposa e hijos, a quienes cariñosamente llamábamos "ninutis".

Había conocido su estilo de trabajo cuando estuve en Curaray y llegó por unos días para reforzar una campaña de vacunación. Nuestra amistad estaba fundada en similares maneras de pensar con respecto al servicio y a la atención orientada a las carencias de las comunidades aborígenes. Debo confesar que tenía menos dificultad que yo para relacionarse con los nativos y con sus líderes.

Esta empatía natural significaba una ventaja estratégica para reunir con rapidez a la población durante nuestras cortas visitas y así poder completar el trabajo. Recuerdo su preocupación durante el primer día, por vacunar a casi todos los niños de la zona, pues debido al calor que rondaba los treinta grados, se derretían los "packs" de hielo, elevando la temperatura de las vacunas y haciéndolas inefectivas. En más de una ocasión, al caer la tarde, se lo veía junto al río, sellando de modo hermético el recipiente. Luego ataba algunas piedras a la manija y, con la ayuda de una cuerda, trataba de depositar el termo en el fondo del agua con la esperanza de que el frío nocturno conservara la viabilidad de las preciosas vacunas.

Muy temprano, se levantaba para extraer del agua su elemento de trabajo y recorrer las casas buscando los últimos niños para vacunar. Ésta era una idea perfecta y siempre eficaz para prolongar un día más esta actividad preventiva, salvo una ocasión cuando, al tirar de la cuerda, se percató de que el envase había desaparecido por el desprendimiento de los guijarros, seguramente por efecto de la corriente. ¡¡Gajes del oficio!!

Su perfil polifacético con frecuencia lo convertía en un enfermero cuando ayudaba a realizar pequeñas cirugías ambulatorias, como drenaje de abscesos y sutura de heridas. En una oportunidad, de regreso a casa, el piloto recibió una transmisión referida a una paciente que presentaba un aparente cuadro de apendicitis. Por tal motivo, desviamos el rumbo para aterrizar en una pequeña localidad.

Una vez allí, constaté que el promotor de salud había hecho un correcto diagnóstico; por tanto, embarcamos a la paciente en el asiento posterior del pequeño aparato, junto a Hernán, quien tenía una funda de polietileno en sus manos en caso que la señora llegase a devolver. Estábamos camino a la base en donde nos esperaba una ambulancia, pues seguramente necesitaría cirugía.

A mitad del viaje, entre las nubes y el ruido del motor, volví mi vista hacia atrás y comprobé, con preocupación, que la paciente estaba vomitando profusamente sus jugos gástricos y biliares, en tanto Hernán se desataba el cinturón de seguridad para asistirla. Tan eficaz resultó su ayuda que logró recolectar en la funda plástica un medio litro de fluidos que sostenía en su mano izquierda mientras calmaba a la señora. Al rato, en una decisión audaz, procedió a entreabrir la ventanilla de su lado sin tomar en cuenta que la nave avanzaba a más de 200 kilómetros por hora.

¡Error fatal!!, en un instante sentimos una terrible ráfaga de viento mezclada con líquido que inundó la reducida cabina incluyendo nuestras cabezas; casi en acto reflejo, miramos hacia atrás para ver qué pasaba. Allí se encontraba mi compañero luchando por despegarse la funda que se le había adherido a la cara, entendimos de inmediato lo que había sucedido.

La prioridad era cerrar la ventanilla. Cuando lo hicimos, el gesto enojado de Hernán con la funda vacía en sus manos, sumado a mi asombro, se vio interrumpido por las risas de Pablo, el piloto, quien tenía su blanco casco salpicado de amarillo. Nuestra paciente, aliviada por haber descongestionado su estómago, también sonreía con timidez. El viaje concluyó con éxito, salvo por el involuntario incidente. Más tarde, al término del aterrizaje en la base, el sorprendido chofer de la ambulancia preguntó la razón de estar todos empapados. La paciente fue operada y, al cabo de dos semanas volvió a su comunidad.

En algunas ocasiones, parecía que los nativos esperaban con mayor ansiedad la visita del vacunador antes que la del médico, no precisamente por las vacunas, sino debido a sus conocimientos de radios de transistores, de mecánica, de veterinaria, y la habilidad para reparar todo tipo de objetos. Era frecuente observar cómo, luego de completar su trabajo, una fila de padres aguardaba con artefactos descompuestos, como lámparas a kerosén, martillos flojos, linternas, radiorreceptores, pelotas desinfladas, juguetes de cuerda y variedad de cosas que durante mucho tiempo habían estado en desuso.

La demanda era tan importante y numerosa que se nos ocurrió llevar la inquietud hacia personas de buena voluntad en la institución a la que pertenecíamos, hasta conseguir alguna donación que nos posibilitara comprar periódicamente un sinnúmero de piezas pequeñas y económicas, pero que resolverían grandes problemas. Entonces, a nuestro equipamiento médico ahora se agregaban pegamentos, piezas para linternas, lubricante, tornillos y otras cosas dignas de una ferretería ambulante. Esto era lo que llamábamos un "servicio integral". En otras ocasiones, Hernán era invitado a efectuar "visitas médicas" a las vacas, los cerdos, las gallinas y perros aquejados de algún problema difícil de resolver. Siempre había una respuesta, aunque no siempre una solución.

Recuerdo que más de una vez, al comunicarme por radio con las localidades para anunciar nuestra próxima visita, una de las primeras preguntas era si venía el vacunador a quien cariñosamente decían "profe" Hernán pues parecía todo un experto en "cosas raras" de la selva.

Este amigo y compañero era el adecuado complemento a mi trabajo, pues me enseñó que no todo giraba alrededor de la medicina, sino, fundamentalmente, de las necesidades de una comunidad y de sus integrantes en particular, lo cual iba más allá de curar las enfermedades.

EL PARACAIDISTA

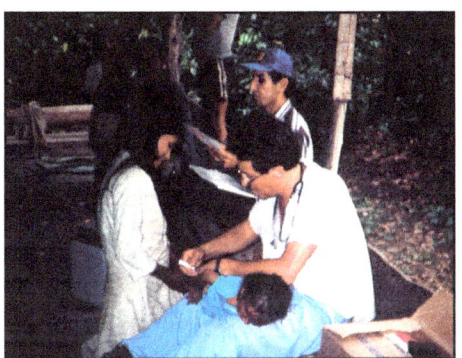

"... está un poco loco y le gusta desarmar y armar esas cosas que no sirven para nada, en lugar de acompañarme a la cacería."

Llegó el día de regresar al Curaray, esta vez de visita. Estuve planificando aquel viaje con cierta ansiedad, pues tenía un significado particular volver al sitio en donde viví y trabajé durante casi un año. En ocasiones, tenía contacto radial con César, el fiel enfermero, quien durante ese período había consolidado su conocimiento y práctica de salud en medio de su propia gente; tenía habilidad para resolver problemas y tomar las decisiones adecuadas que lo convertían en una persona respetable entre los shamanes del lugar.

En esa mañana soleada y después de cuarenta y cinco minutos de vuelo, llegamos envueltos por la alegría del reencuentro con todos aquellos que esperaban el avión. No sé por qué me invadía la misma sensación de culpa que sentí un año atrás, cuando me había despedido del lugar para aceptar los nuevos desafíos.

El enfermero era el anfitrión y nos llevaba al flamante subcentro de salud, que se había inaugurado unas semanas después de mi partida. Llegamos a un lugar cómodo y amplio, con una estructura de madera y techos de zinc, en el cual atenderíamos durante tres días. Llamaba mi atención cómo la mayoría de pacientes acudían más para saludar que por algún problema físico, era grato sentir cómo cosechaba la semilla de amistad que habíamos sembrado juntos. No tuve demasiado trabajo, pues parece que César hacia un buen trabajo. Tuve tiempo para repasar aquellos lugares por donde caminé y recordar aquellas anécdotas vividas entre nostalgia y alegría.

Al segundo día, nos encontrábamos recorriendo la ribera del río en la búsqueda de niños para vacunar y nos habíamos alejado considerablemente. Llegamos a una casa que nunca había visitado en mi estadía anterior, habitada por una familia numerosa. Mientras Hernán realizaba la vacunación en compañía de César, yo aprovechaba para conversar con el resto de la familia.

Entre tanto, mi vista no se despegaba de una caja de madera en un rincón y que contenía restos de objetos, como lámparas, linternas, radios desarmados, pasacasetes y otras cosas que con frecuencia ingresaban a la selva como parte de la tecnología traída desde la ciudad. En cuanto tuve oportunidad, le pregunté al dueño de casa por qué tenía acumulada tanta chatarra en estado inservible, pues la corrosión era evidente. La respuesta fue que pertenecían al "paracaidista", lo cual estimuló mi lógica curiosidad porque se referían a alguna persona que seguramente coleccionaba aquellos elementos.

Se trata de mi hijo Jorge, comentó el padre, "está un poco loco y le gusta desarmar y armar esas cosas que no sirven para nada, en lugar de acompañarme a la cacería", relató con tristeza el hombre.

¿Por qué le dicen el paracaidista?, interrogué. El padre refirió que, en una ocasión, cuando Jorge tenía unos nueve años, llegaron algunos militares para realizar prácticas de paracaidismo sobre la pista de aterrizaje. Jorge había quedado tan impresionado por el suceso que no dejaba de preguntar cuál era la razón por la que los hombres saltaban desde los aviones y no caían precipitadamente. Al fin, la explicación se la dio uno de sus profesores: la apertura del paracaídas amortiguaba la caída, y así se lograba un descenso controlado. Esto era para Jorge algo parecido a un sueño.

Según contó el padre tiempo después y en mitad de una minga de vecinos (reunión de trabajo comunitario) destinada a la limpieza de una zona cercana al río, alguien dio la voz de alerta cuando advirtió que Jorge estaba subido en la parte más alta, a unos quince metros de sobre el río y sostenía algo en sus manos. El misterioso objeto largo no era otra cosa que un paraguas que alguna profesora le había prestado sin saber que sería usado con semejante propósito. El sueño de el joven estaba por cumplirse frente a la estupefacta comunidad que lo conocía como un muchacho extraño, pero incapaz de realizar tan tremenda locura.

De nada sirvieron las advertencias; mientras el padre corría hacia Jorge, ya estaba en los aires con el paraguas que permaneció abierto por una fracción de segundo, para luego doblarse y complicar más todavía la precipitada caída. El golpe contra el agua fue demasiado para el pequeño volador, y pronto fueron varios nadadores al rescate. A partir de entonces, se lo conocía entre los vecinos como el paracaidista o simplemente como "el loco".

Nos invitaron a almorzar; Cuando comíamos mandiocas con pescado fresco, llegó Jorge; saludó en voz baja y tomó asiento en una de las bancas que bordeaban la habitación usada como cocina y comedor. Su madre, presurosa, le sirvió la comida, en tanto yo lo miraba tratando de relacionar los hechos con aquella caja de madera en un rincón de la casa.

Jorge tenía doce años y había terminado la primaria en la escuelita del lugar. A partir de entonces se dedicaba a vagar por la comunidad en procura de elementos y objetos en desuso para luego desarmarlos en casa, buscando el conocimiento que cada vez lo dejaba con más dudas e interrogantes, que pocos podían contestar.

El padre me contó que su hijo aún no había podido viajar por vía aérea para conocer la ciudad. Al preguntarle si las actitudes de Jorge le molestaban, únicamente mencionó con nostalgia la falta de interés de su hijo en las tareas de pesca y cacería, lo cual formaba parte de las primeras enseñanzas de padres a hijos; pero el muchacho era especial.

Más tarde, antes de emprender el regreso, decidí regalar a Jorge una pequeña linterna que usaba a manera de llavero. Mientras me ganaba su confianza, le pregunté si le gustaría salir algún día a la ciudad, no sólo para visitarla, sino para ver y aprender otras cosas, sus ojos brillaron en lo que pude traducir como una silenciosa aprobación, y a la vez miraba a su padre, que en ese instante estaba fuera de la casa. No había tiempo que perder, sabía que, si me iba en ese momento, no podría dormir tranquilo, el sueño de Jorge me había conmovido al punto de querer proyectar una posibilidad remota de hacerlo realidad.

Decidí quedarme un rato más para hablar con los padres sobre la situación. En realidad, suponía que la respuesta iba a ser negativa y se enojarían porque, si iba a gestionar la posibilidad de que Jorge estudiara en la ciudad, necesitaba como mínimo un gesto de aprobación y compromiso, algo difícil de lograr en los pocos minutos que quedaban. Contra mis pronósticos y para mi bien, el padre no opuso resistencia a la idea; la madre quiso saber quién le iba a dar alojamiento y comida.

Traté de explicar que era sólo una probabilidad y que requería de tiempo y trabajo. Debía obtener recursos para que su hijo pudiera tener una estadía adecuada y el material para estudiar por un lapso no menor de seis años, siempre que pudiera lograr la inscripción en un colegio. El nuevo período escolar comenzaba dentro de pocos meses, tiempo suficiente para trabajar en el sueño de Jorge que ahora era también el mío.

Tiempo después, pudimos conseguir la ayuda necesaria gracias a la buena voluntad de algunas personas que se entusiasmaron con la idea de solventar la estadía y estudios de Jorge en la ciudad de Puyo. En 1996, recibí una carta donde me contaba que se había recibido de bachiller en un colegio técnico y que, algunas veces, visitaba a su familia en la comunidad. Había conseguido trabajo. Agregó que estaba haciendo planes para continuar la carrera de mecánico de aviación.

Recuerdo que, en mi respuesta, luego de las congratulaciones y de manifestar mi gozo por sus logros, le dije que, si algún día llegaba a optar por el paracaidismo, hiciese lo posible para no utilizar un paraguas. No supe más de él.

EL NAUFRAGIO

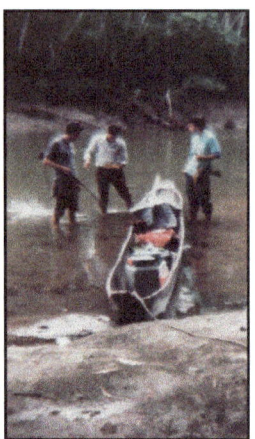

"... Iniciamos el viaje por el río Villano con una sensación de tranquilidad, navegando a favor de la corriente, con un día lleno de sol y en medio de una naturaleza desbordante de vida..."

Estábamos prontos para ingresar en una localidad llamada Pandonoque, la cual no estaba en nuestros planes habituales, debido a que existía un enfermero en ese lugar y tratábamos de orientar nuestro escaso tiempo de visitas a comunidades que carecían de personal de salud. Esta vez, nuestro viaje se debía a un brote de tos convulsa (coqueluche) por aquella zona, y teníamos la tarea de verificar el problema y realizar vacunación.

El propósito inicial era quedarse solamente dos días. Por tal motivo, llevamos como invitado a nuestro amigo Fabián, que mostraba su interés en los asuntos de la selva y había pedido desde hacía tiempo una oportunidad para ingresar con nosotros.

En la pista de Pandonoque, nos esperaba Arsenio, el enfermero de la zona, conocido por su trabajo, pero, sobre todo, por su buen humor y capacidad para contar chistes y relatos fantasmagóricos. Volamos unos veinte minutos para llegar a un lugar paradisíaco, similar a una enorme playa de río en donde estaba el centro de la comunidad.

La población aguardaba con sus niños para que éstos fueran vacunados. Fabián contribuía en la difícil tarea de sostener inmóviles a los pequeños, quienes por justa razón jamás se acostumbran al inevitable pinchazo de una vacuna. Nuestro amigo y ahora ayudante estaba gratamente impresionado por lo que significaba la actividad médica en la selva. Nos encontrábamos en una comunidad centralizada, y sus habitantes no vivían muy alejados entre ellos. Por esa razón, a media tarde pudimos completar el trabajo y disfrutamos de un descanso con un encuentro deportivo, lo cual no era frecuente a causa de la magnitud de consultas a las que estábamos habituados.

En la noche, mientras cenábamos en la casa del enfermero, el inspector Hernán estaba preocupado porque había sobrado un número apreciable de vacunas. Enseguida, Arsenio dijo que, unos ocho kilómetros río abajo, existía una pequeña comunidad llamada Lipuno; allí, habitaban algunas familias, entre las que se contaban unos veinte niños. En ese lugar, no había pista de aterrizaje ni radio para comunicaciones; por lo tanto, suponíamos que era buena idea realizar una visita. Empezamos a planificar la salida que debía ser al alba, pues demoraríamos unas dos horas navegando a favor de la corriente, otras dos en tareas de vacunación y unas cuatro o cinco remando río arriba, de regreso a Pandonoque para tomar la avioneta a última hora de la tarde.

El plan parecía perfecto, aunque un poco apretado. Al amanecer, nos dirigimos con el equipo a la playa. Me sorprendió el tamaño de la canoa que estaba destinada al viaje, pues éramos cuatro personas con el equipo médico y algunas provisiones, demasiado para la pequeña embarcación. Teníamos la posibilidad de cancelar todo o continuar. Luego de descargar algo de equipo, opté por seguir, sabiendo que, si elegíamos no ir, mi conciencia no me dejaría tranquilo por algún tiempo. Luego de consultar con el enfermero, éste admitió que podíamos llegar si íbamos con cuidado.

Iniciamos el viaje por el río Villano con una sensación de tranquilidad, navegando a favor de la corriente, con un dia lleno de sol y en medio de una naturaleza desbordante de vida. Después de los primeros treinta minutos, nos dimos cuenta que el río estaba bajo; esto significaba que la falta de lluvias en los últimos días había disminuido el caudal en ciertos sectores del trayecto, en los cuales tuvimos que descender y arrastrar la canoa. Veía la cara de preocupación de Arsenio, quien había dejado de contar sus interminables anécdotas y hacía esfuerzos con la taona para mover la embarcación.

Nos detuvimos por un momento para decidir si continuábamos la marcha, pues demorábamos demasiado, debido a que la navegación se había convertido en una caminata sobre las arenas del río. Mi necedad insistía en buscar la posibilidad de seguir adelante, la cual se vio reforzada por la versión del enfermero de que más allá la profundidad era mayor. Entonces, decidimos perseverar en el intento de buscar aguas navegables por una hora más aprovechando que todavía era temprano en la mañana. Para nuestra alegría, en poco tiempo y, tal como lo aseveró el guía, llegamos a una parte que nos permitió continuar el viaje y recuperar el tiempo. Llevábamos más de dos horas, y parecía que estábamos cerca, según Arsenio. Vale la pena mencionar que, en la selva, los nativos tienen una noción distinta de la nuestra respecto de la distancia; los aborígenes pueden consideran próximo lo que implica una gran distancia y varias horas porque, con frecuencia, caminan y navegan durante días sin inmutarse, haciendo gala de envidiable fortaleza y paciencia.

Mientras surcábamos a cierta velocidad y disfrutábamos otra vez de algún cuento de nuestro navegante, que iba en la parte de atrás guiando el remo a manera de timón, yo estaba en la proa pensando en nuestro destino. De pronto y como si apareciese de la nada, en medio del río, un enorme tronco semisumergido estaba justo adonde se dirigía nuestra canoa. Mis gritos desesperados alertaron al timonel, quien trató de esquivar lo que parecía inevitable, logrando apenas que la canoa girara parcialmente.

En una fracción de segundo, el costado del bote golpeó contra el tronco y fuimos despedidos hacia el agua; por fortuna, había recordado un consejo sobre no viajar con las botas puestas debido a que en estos casos podían llenarse de agua y agregar peso al momento de nadar. Todo era confusión; la prioridad era salir a flote luego que la embarcación nos cayera encima.

Estábamos en medio del río de unos veinte metros de ancho, y cada uno nadaba como podía hacia cualquier orilla. Apenas toqué tierra, divisé a mi lado a Fabián que buscaba en vano una explicación en mi mirada. Hernán nadaba desesperadamente detrás del termo de vacunas que flotaba y cada vez se alejaba río abajo. Arsenio, después de ver que estábamos a salvo, se sumergía una y otra vez buscando su escopeta que yacía en el fondo.

Empecé a correr por la orilla, siguiendo a Hernán que trataba de rescatar sus elementos de trabajo, a la vez que observaba cómo la canoa se perdía en una curvatura del río. En el agua, flotaban algunos medicamentos y provisiones; únicamente pude atrapar mi mochila en donde llevaba un par de zapatillas y rescatar algunas medicinas.

Nos reunimos en la orilla; al principio, nos mirábamos en silencio, pero pronto nos lamentamos del fracaso del viaje, las pérdidas y lo que nos costaría regresar caminando; ni siquiera habíamos llegado a nuestro destino. Por unos instantes, el lamento se transformó en humor cuando Arsenio mencionó que lo que más le afectaba era haber perdido su olla con "chicha" (yuca o mandioca masticada), bebida rica en hidratos de carbono y fundamental en sus viajes, ya que, aparte de dar fortaleza, atenúa la sensación de hambre.

Estuvimos un buen rato sentados en la arena para decidir cuál sería el próximo paso; habíamos recorrido gran parte de la distancia y Lipuno se encontraba cerca. Teníamos con nosotros el recipiente de vacunas, la escopeta del enfermero y un machete. Fabián había perdido sus zapatos y comenzaba a reconsiderar su decisión de habernos acompañado en un viaje que prometía ser tranquilo y sin contratiempos. Optamos por continuar la marcha a pie, por la orilla, con la intención de encontrar en Lipuno algo para comer, algunos niños para vacunar y luego conseguir una canoa para regresar. No todo estaba perdido.

Para nuestra alegría, después de caminar un poco y cuando la arena iba desapareciendo para dar paso a la vegetación que ganaba la orilla, vimos nuestro pequeño bote que estaba dado vuelta y había quedado atrapado entre unos matorrales. Nuestro ánimo se recuperó cuando pudimos volver a navegar con una taona improvisada por Arsenio. Había transcurrido toda la mañana, y llevábamos cinco horas tratando de llegar a nuestro destino, cuando por fin encontramos un claro que dejaba ver el techo de las pequeñas chozas. Un grito espontáneo de júbilo rompió el silencio mientras nos acercábamos a la orilla.

Era sugestivo que nadie saliera a nuestro encuentro, pensábamos que tal vez no estaban acostumbrados a recibir extraños. Al desembarcar, el enfermero caminó hacia una de las chozas en donde había dos ancianos que en su idioma conversaban sin pausa. Cuando volvió, el rostro de Arsenio dejaba entrever una mezcla de sonrisa y asombro en tanto nos decía: "La gente no está. Se fueron todos de pesca y vuelven mañana". Había quedado sólo la pareja de personas mayores. Era lo único que nos faltaba, sólo atinamos a pedir a los ancianos algunas mandiocas cocidas para calmar nuestros ruidosos estómagos. No había a quien vacunar, habíamos hecho un recorrido tan largo y pasado por tantos inconvenientes para hallar una comunidad casi vacía, la casualidad había hecho coincidir nuestra visita con su ausencia.

Después de comer algo, decidimos retornar, pues no teníamos provisiones y las vacunas no podían ser usadas al tercer día. Comenzaba la tarde y, si nos dábamos prisa, podíamos llegar a Pandonoque antes del anochecer. Con un poco de chicha, dos remos prestados y una taona, ahora estábamos río arriba emprendiendo el regreso. No era fácil remar contra la corriente, pero no podíamos descansar porque el tiempo corría. Durante horas navegamos, mientras la tarde caía; sabíamos que no era buena idea dormir en medio de la selva sin el equipo apropiado. En nuestro afán por volver, nos habíamos olvidado de aquel sector en donde el río estaba casi seco y debíamos bajar de la canoa para arrastrarla. Una cosa había sido al inicio, cuando estábamos llenos de voluntad y de energía. Ahora oscurecía, nuestros pies estaban entumecidos y nuestros estómagos seguían vacíos. En resumen, diría que teníamos el aspecto de náufragos.

Alumbrados con una pequeña linterna que tenía en mi mochila, tratábamos de avanzar, mientras Arsenio repetía que estábamos próximos al pueblo. En algún momento, divisamos con alivio una pequeña luz que indicaba la presencia de unas casas en la ribera; era un vecino que vivía un poco alejado del centro. Al fin llegamos, a las nueve de la noche. Entre el cansancio y el hambre, decidimos no dar un paso más y pedir posada en ese lugar; entre tanto, nuestro querido enfermero negociaba el sacrificio de la gallina más gorda, lo cual nos permitiría dormir con tranquilidad.

A la mañana siguiente, recorrimos el corto tramo hasta llegar al pueblo para reunir el resto del equipo y esperar el avión que nos llevaría de regreso. Después de haber descansado, recordábamos las experiencias vividas, que son parte de las circunstancias inesperadas del trabajo en la selva. Arsenio se ganó el apodo de "Arsénico", debido a su habilidad para convertir cualquier situación imprevista en un momento d-e humor; sin duda, le habíamos dado material para su inagotable reserva de anécdotas. Los pies de Fabián continuaron hinchados por varios días.

LA SÁBANA QUEMADA

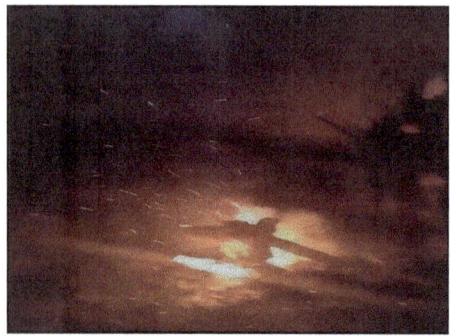

"... la oscuridad de la noche y las escasas linternas disimulaban nuestros rostros llenos de carbón y de susto..."

Durante los viajes y después de llegar al destino, teníamos como primera tarea la búsqueda de un sitio adecuado para varios fines, como guardar el equipo y provisiones. Debía ser apto para poder atender a los enfermos, realizar procedimientos quirúrgicos menores, vacunar y, de ser posible, tener alguna charla con la gente. En la noche. este lugar funcionaba como dormitorio, labor no muy complicada, pues sólo había que colocar los mosquiteros y abrir las bolsas de dormir sobre una sábana tendida en el piso, el cual podía ser de madera o de tierra.

El sitio más preciado para nuestra provisoria estadía siempre fue la escuela de cada localidad. La mayoría de las comunidades contaban con una pequeña casa de madera y techo de zinc, en donde se impartían los programas de educación que en numerosas regiones eran encargados a profesores bilingües. Estos docentes alfabetizaban y enseñaban tratando de conservar entre los niños la lengua nativa y los valores ancestrales de cada etnia, puesto que la influencia externa había creado una mixtura de palabras que afectaban su idioma original y, a veces, sus costumbres.

La escuela ofrecía condiciones de espacio para nuestro trabajo;

sus muebles, compuestos de mesa, bancas y pupitres eran ideales para dar forma a un escritorio o a una camilla, con cierta altura que permitía la comodidad adecuada a un examen clínico.

En una ocasión, al caer la tarde, tuve que encender la lámpara de kerosén para poder alumbrar el resto de nuestras actividades. En realidad, no se trataba de algo complicado, pues lo más importante era colgarla de un lugar seguro o apoyarla en una superficie firme. Decidí atarla a una viga para que iluminara mejor mientras atendíamos a los últimos pacientes. Más tarde, el hijo del jefe comunal trajo una estupenda noticia, nos avisó que estaba lista la cena, lo cual significaba que esa noche no tendríamos que cocinar. Por tal motivo, ágiles y presurosos nos dirigimos a su casa dejando todo como estaba.

Estuvimos como una hora departiendo animadamente sobre el dia de trabajo y los planes para la próxima mañana, cuando escuchamos varios gritos de los chicos: "¡¡¡Se incendia la escuela!!!". En tanto nos levantamos para correr, sólo pasó por mi mente la lámpara que había dejado colgada al caer la tarde; mientras nos acercábamos, podía ver cómo en el interior de la pequeña escuela una lumbrera inusual anunciaba que algo se estaba quemando.

En efecto, el artefacto que había caído sobre una mesa derramando el kerosén, ahora ardía peligrosamente y se propagaba por algunos pupitres. Cuando alguien gritó "¡¡agua, agua!!!", a nosotros nos pareció que no había tiempo que perder, y lo primero que teníamos a mano eran las enormes sábanas en las que apoyábamos las bolsas de dormir. Entre el humo y desesperación, agitamos los trapos sobre la madera encendida, a la vez que tratamos de empujar hacia afuera los muebles quemados; en algún momento sentí un baldazo de agua de un nativo que trataba de ayudar.

Poco a poco, pudimos extinguir el fuego, pero lo que no se extinguía era la vergüenza de poner en riesgo la única escuela de esa zona por mi falta de prolijidad para atar adecuadamente la lámpara. Por fortuna, la oscuridad de la noche y las escasas linternas disimulaban nuestros rostros llenos de carbón y de susto por el incendio que había dejado una mesa y dos bancas ardiendo. Después que todo pasó y la gente volvió a sus casas, nos dedicamos a arreglar el desbarajuste causado; las sábanas estaban inservibles, rotas y llenas de hollín, por tanto, las dejé fuera de la casa para desecharlas al siguiente día. Esa noche, tuvimos que hacer una visita al río, con abundante jabón.

Luego de un merecido descanso nocturno, a la mañana, y mientras aún dormía, alguien tocó la puerta; nos llamó la atención por ser demasiado temprano, y pensé que se trataba de alguna urgencia. Al abrir vi a una señora con su hijo pequeño, quienes no tenían aspecto de enfermos. Al preguntar, me di cuenta de que la madre no hablaba español, sí el niño, quien transmitió un pedido de la mujer. Preguntaba si le podía regalar las sábanas quemadas que habían quedado afuera; sorprendido le interrogué a través del niño cómo podrían servirle, pues desde mi punto de vista estaban inutilizables. Ella respondió que podían servir para muchas cosas, pero, entre tanto me contaba su principal intención, mi corazón se estremecía. Ella decía que, poco tiempo atrás aprendió a coser con aguja e hilo y le gustaba confeccionar ropa para sus pequeños, pero no tenía tela; entonces, si yo le regalaba las sábanas, ella podía recortar las partes que no estaban quemadas y, con esos retazos, hacer uno o dos vestidos para sus niñas de dos y tres años. Luego de mirarla con admiración y con mis ojos humedecidos, volví al dormitorio para tomar la única sábana que había quedado en buenas condiciones y se la entregué junto con las otras.

Permanecí junto a la puerta. Cuando se alejaban reflexioné que, en aquella noche, mientras nosotros descansábamos, había una madre que soñaba con aquellas sábanas quemadas, que yo había desechado.

TODO POR UNA SERPIENTE

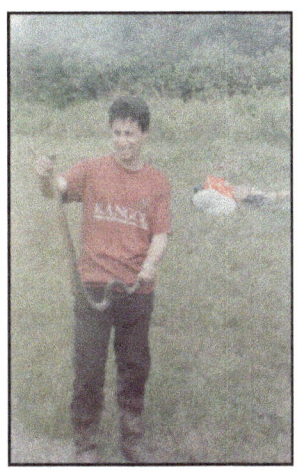

"... Mientras explicábamos la situación, el joven padre de familia escuchaba y nos observaba con desasosiego. Yo me preguntaba si hubo algo más que podría haber hecho en los primeros momentos..."

Transcurrido más de dos años, mi trabajo asistencial se repartía entre el hospital y la selva, combinaba así mi formación médica con experiencias, en algunos casos, difíciles de olvidar.

Una de las causas frecuentes de lesiones y mortalidad era la mordedura de serpiente, en especial, entre los niños que caminaban cada día con los pies descalzos sobre un terreno engañoso en el cual podía estar una culebra de cualquier color, tamaño y virulencia. Es sabido que los crotálidos no atacan al ser humano sin una razón, pero a veces las circunstancias hacen que se sientan amenazados cuando nos cruzamos en su camino, sea en la tierra, en el agua o en las ramas de los árboles. A pesar del temor y cuidado, a menudo sucede lo inevitable.

En una ocasión, luego de terminar mi horario en el hospital, me encontraba en la base de avionetas planificando futuras visitas a varias localidades. Pude escuchar un pedido de ambulancia aérea proveniente de una comunidad. Un hombre joven había sufrido la mordedura de una serpiente y no había aviones volando cerca de ese lugar, así que observé cómo uno de los pilotos se apresuraba a acondicionar el aeroplano para responder al llamado. Llevaría como treinta y cinco minutos de vuelo llegar allí, pero sabíamos que, entre los preparativos, el aterrizaje, el acto de subir al paciente y el viaje de retorno, habría por lo menos dos horas entre ida y vuelta. Ese tiempo era valioso de confirmarse la información radial que enviaban los nativos; se trataba de la temida víbora X; conocida por el poder de su veneno que actuaba más rápido que otros. Tuve tiempo de ir a casa para recoger el equipo preparado para estos casos, que consistía en varios sueros antiofídicos, material de venoclisis y una pequeña caja de curaciones; sabía que, si empezaba el tratamiento lo antes posible, había menor riesgo de complicaciones.

Luego del tiempo estimado, arribamos al lugar y encontramos al paciente acostado y rodeado de sus familiares; estaba en aceptable estado general, pero me llamó la atención la historia que relató. Contaba que, mientras caminaba por la selva y al sentir la mordedura del reptil, entre el susto y el asombro vio cómo éste había quedado atrapado con la boca totalmente abierta y sus colmillos clavados en su piel a través de la bota de caucho mientras la culebra se retorcía tratando de liberarse; el hombre, con su machete, decapitó a la serpiente y acto seguido, en medio del dolor, procedió a liberarla de su pierna. Con la cabeza de la víbora en sus manos, llegó al pueblo en busca de auxilio. Mientras le administraba el antídoto según el protocolo, el paciente insistía en llevar la cabeza del animal en una funda, tal vez como trofeo o para confirmar que se trataba de ese tipo de culebra.

Una vez en el avión, su esposa e hijos lo despidieron preocupados. Habían transcurrido como tres horas desde el accidente; durante el vuelo de regreso, me inquietaba el mecanismo y la clase de mordedura, aunque el suero antiofídico se le suministró en corto tiempo y la pequeña incisión que el hombre se había hecho en esa zona. Ya en el hospital, se procedió a brindar la atención de rutina en tales circunstancias, pues se presentaban con frecuencia problemas de esta naturaleza.

Al día siguiente, y a pesar del tratamiento recibido, la pierna empezó a hincharse, lo que ratificaba nuestros temores, pues indicaba que el veneno estaba surtiendo efecto. Si bien el paciente se mantenía estable, en el transcurso de los días, los tejidos de su pierna comenzaron a sufrir la consecuencia de las toxinas que actuaban amenazando producir necrosis y gangrena. El cirujano trató por varios días de evitar el proceso, pero, al término de una semana, no quedaba otra opción. La gangrena había tomado casi toda su pierna, y era inminente la necesidad de una amputación porque, no obstante, el tratamiento, la infección avanzaba poniendo en riesgo la vida del hombre. Mientras explicábamos la situación, el joven padre de familia escuchaba y nos observaba con desasosiego. Yo me preguntaba si hubo algo más que podría haber hecho en los primeros momentos.

La recuperación fue lenta y, al cabo de un mes, Osvaldo pudo regresar con muletas a la comunidad para reencontrase con su esposa e hijos. No supe más de él hasta unos dos meses después. Yo había planificado una visita por aquel lugar y aún rememoraba lo sucedido; tenía especial interés en saludarlo, pues durante su estadía en el hospital entablamos una buena amistad.

Aquella mañana, cuando llegamos, fuimos recibidos con el afecto de siempre. Era una localidad pequeña, compuesta por unas ochenta personas, entre las que se contaban una gran cantidad de niños, motivo por el cual Hernán dio inicio a la vacunación primero. Mi trabajo asistencial duró pocas horas, y después del mediodía habíamos concluido; entonces, pregunté por aquel muchacho que andaba con muletas.

Alguien se ofreció a llevarnos; después de recorrer una corta distancia por el río, llegamos a su casa. Estaba solo y nos recibió con alegría, enseguida nos convidó con un poco de chicha. Después del encuentro inicial y de las preguntas formales propias de una visita, le pedí permiso para revisar la cicatriz en el muñón, a lo que accedió de buen grado. Mientras lo examinaba, se me ocurrió indagar en dónde se encontraban su señora y sus dos niños. Entonces empezó a relatar la manera en que cambió su vida a partir de su regreso en estado de invalidez.

Su esposa y pequeños hijos estaban desde muy temprano en la chacra, lugar destinado a la siembra de yuca, que había sido su alimento fundamental en los últimos meses. Aquellas criaturas no disponían de mucha carne para comer, ya que su padre no iba de cacería a causa de la tremenda dificultad de movilizarse con muletas por la selva, en busca de la danta, el sajino, el mono o aves para poder ahumar con hojas especiales y mantener durante algunos días las propiedades del preciado alimento, importante en proteínas. Tampoco podía realizar tareas de pesca, pues el río era pequeño y había que trasladarse a una considerable distancia para encontrar los peces. El papel de su mujer no era la cacería, además, la pesca por parte de los niños se remitía a los peces chicos que podían traer. El ciclo vital de aquella familia y el rol de cada integrante se había visto alterado por la desgracia acaecida. Osvaldo trataba en vano de acostumbrarse a permanecer en la casa; la frustración estaba derivando en depresión ante la certeza de que, sin una pierna y a pesar de las muletas, no llegaría muy lejos.

Muchas veces, la selva se niega a aceptar a personas con alguna discapacidad porque les impide desenvolverse con todas sus aptitudes físicas y mentales, en un medio donde la agilidad, la fuerza y la resistencia determinan el futuro de sus habitantes.

Pensando que aquella familia tenía un porvenir incierto, le pregunté si existía otra manera para conseguir alimentos. Me contestó que, en ocasiones, ciertos vecinos y familiares les regalaban algo de carne, lo cual para Osvaldo era todavía más triste porque cada vez se sentía menos útil en su función de padre y proveedor del sustento para los suyos. En un momento, le pregunté si poseía carabina, una clase de escopeta con munición tipo cartucho, que era popular entre los nativos. Muchos de ellos habían dejado de cazar con lanzas y bodoqueras (cerbatanas) y empleaban con magistral puntería el estruendoso artefacto, que ofrecía más precisión y a mayor distancia. Osvaldo respondió que no tenía, pero cuando iba de cacería utilizaba una como préstamo. Ahora estaba casi seguro de que no le confiarían el arma en esas condiciones. Mi mente ya estaba elaborando el modo de tocar el corazón de algunas personas en la ciudad.

Pocas semanas después, se pudo obtener una carabina de medio uso, la cual llegó a manos de Osvaldo mediante un envío, pues los pilotos aprovechaban sus viajes para llevar correo y encomiendas.

Habían pasado como cuatro meses hasta que nos tocó volver por aquella comunidad. Después de efectuar nuestro trabajo, yo tenía cierta ansiedad por visitar a mi amigo. Al llegar, sólo estaban los niños, quienes contaron que sus padres habían salido muy temprano para buscar algo; decidimos descansar allí. En un momento, nos percatamos de que una pequeña canoa se acercaba; divisé a la esposa de Osvaldo, de pie y maniobrando la taona, mientras éste nos hacía señas y mostraba lo que tenía entre sus manos: el producto de la cacería, que habían ido a buscar para invitarnos a comer esa noche. El aprendió a movilizarse con las muletas por la selva y recuperó su capacidad de cazador y pescador, su ánimo era distinto.

Durante la cena, escuchábamos con atención la manera como mi ex paciente y amigo relataba sus experiencias en procura de aves y animales salvajes, junto a su fiel compañera, cuya presencia era mucho más importante que las muletas y la carabina, para mantener sus ganas de vivir y conservar la integridad de su familia.

LAS JOVENES TOSEDORAS

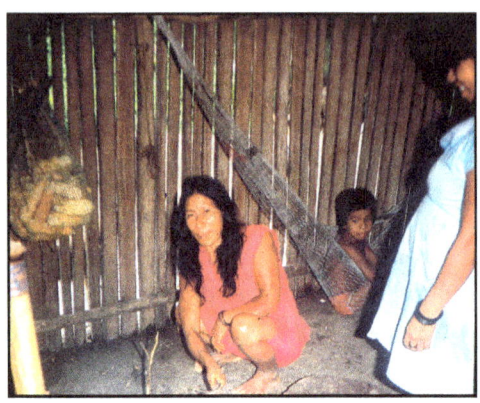

"...cuyo síntoma desde el inicio hasta el final de sus días era la tos, que se elevaba como un grito de alerta en toda la selva, al cual nos acostumbramos a escuchar..."

En algunas ocasiones, y teniendo como motivo las visitas en domicilio para algunos pacientes de la comunidad, llamaba mi atención que algunas madres tenían una tos seca o con flema mientras continuaban con los quehaceres en el hogar, estas señoras estaban entre los 30 y 40 años y trataba de percatarme cual era el factor desencadenante, pues pensaba en algún tipo de alergia a tal punto que durante la reunión habitual para alguna charla o preguntas que tuvieren, desde el ámbito médico trataba de indagar lo que al final estaba frente a mis ojos. No encontré factores de alergia u otras causas y perdí el interés pues parecía que no era tan grave.

Una mañana como tantas me levanté temprano para ir al río pues el calor excede fácilmente los 30 grados centígrados y empezar el día con un baño frío era reconfortante. Al cruzar por un lado de la cabaña que hacían de comedor, ya habían algunos comensales bebiendo un poco de chicha (bebida casi sagrada producto de la yuca masticada), estaba allí también una niña que con un atado de hojas secas a manera de "aventador" agitaba las brasas para producir fuego sobre la unión de 3 troncos que nunca se apagaban sino que pequeñas zonas calientes estaban listas para proveer nuevamente el fuego con el cual cocinaban los alimentos; el detalle que más cautivó mi atención fue la cantidad de humo que salía antes de verse una llama siendo precisamente la persona que iniciaba el proceso la que aspiraba más siendo la misma quien vigilaba la cocción. Luego de saludar a todos, seguí mi camino al río que estaba a unos metros y mientras me bañaba no dejaba de pensar que la persona que avivaba el fuego habitualmente era quien quedaba a cargo de la cocción y aunque no había paredes, las partículas de hollín producidas por el humo serían teóricamente las causantes del mismo efecto acumulativo como en el caso de un fumador.

Esto era difícil de demostrar y correlacionar debido a lo complejo de la logística para iniciar algún estudio simple cuya hipótesis trataría de establecer un nexo entre el método de preparación de los alimentos con una posible bronquitis crónica, esto es, un daño permanente en las vías respiratorias, Era solo una teoría que tendría que comprobar para darle algún grado de evidencia científica. Necesitaba una máquina de RX para descartar otras lesiones y una prueba dérmica de PPD para descartar tuberculosis. Era sencillamente imposible en donde me encontraba en esa época…

Habían pasado los años y me graduaba de la primera especialidad, era costumbre que los nuevos Tratantes completaran su formación con varios meses de observación en unidades de salud de EEUU, Canadá o España. Pero mi observación era de otro tipo también válida, tenía un componente patológico importante, pero sobre todo de carácter social y familiar que talvez podría evitarse.

Había visitado tiempo atrás una provincia sudamericana como miembro de una brigada de salud y había constatado que algunos hogares eran tan pobres que no tenían recursos para comprar una cocina sumado a la reposición periódica del gas siendo la alternativa cocinar con leña, la mayoría lo hacían colocando los pequeños troncos secos en el interior de una "caja" similar al plomo o bronce que a pesar de haberse construido con esmero el humo salía por las brechas y uniones, siendo inhalado por las mujeres que preparaban los alimentos observando un factor común entre estas personas que se podía escuchar a distancia, era la tos crónica que alertaba sobre una probable bronquitis crónica.

La institución me dio el permiso y la ayuda necesaria para realizar el trabajo de investigación, durante varios meses recorrí los ríos de esta localidad buscando hogares que utilicen leña para cocinar en el piso o la leña que ardía en los contenedores de metal, a manera de un horno que producía no solo fuego y calor sino también el pesado humo que salía por las fisuras hacia el ambiente y las vías respiratorias de quienes estaban cerca.

Era un verdadero trabajo convencer a las personas quienes se manifestaban como tosedoras persistentes, acerca de la importancia de encontrar el origen de su síntoma, talvez ponerle un nombre más específico y dar un tratamiento.

El protocolo buscaba personas que tosían más de 3 meses por año durante dos años, y se catalogaba como presunta bronquitis crónica.

En cada paciente con las características anteriores se realizaba una prueba dérmica de PPD para descartar tuberculosis y una Radiografía de tórax buscando alguna de las innumerables enfermedades del pulmón que no se relacionen con la inhalación de humo.

De esa manera logramos relacionar varios casos de tos crónica con el método de preparación de los alimentos, esto es, utilizando leña y aspirando el humo de forma crónica.

Recordaba que allá lejos de mi tierra, en la selva, la mayoría de comunidades indígenas preparaban sus alimentos con leña al piso y posiblemente las mujeres eran las más afectadas por ser las encargadas de levantarse temprano para agitar un manojo de hojas sobre los troncos que convergían calientes como esperando dar el fuego necesario para proveer el alimento sin percatarnos que también entregaba humo que proveía elementos tóxicos a los bronquios y alveolos dañando paulatinamente la superficie interna de los pulmones hasta no poder realizar su función respiratoria y cuyo síntoma desde el inicio hasta el final de sus días era la tos, la cual se elevaba como un grito de alerta en toda la selva, el cual nos acostumbramos a escuchar en aquellas víctimas que servían los alimentos sin saber que el material pesado del humo que se acumulaba disminuía la función respiratoria y el pronóstico de vida. Las jóvenes tosedoras con sus pulmones impregnados de carbón caminan por toda la selva…

LA CHARLA
DE PLANIFICACION FAMILIAR

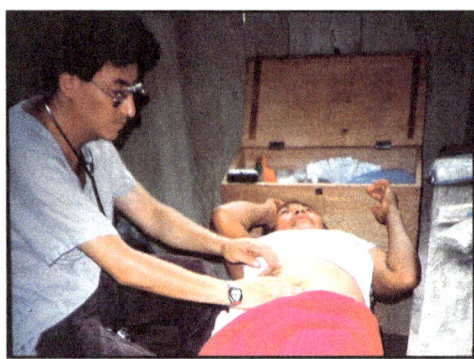

"...me dispuse a terminar la consulta pronto, pues quería dar una charla profunda, participativa, vivencial, sin saber que iba a ser la primera y última vez que compartía esta charla en la selva..."

En ocasiones al visitar una comunidad aprovechábamos las tardes para compartir sobre temas de atención primaria de salud como nutrición, precauciones ante las enfermedades, vacunación, etc.

En esta vez habían acudido una cantidad importante de mujeres seguramente por tener sus casas en las cercanías de la pequeña pista de tierra, cerca de la escuelita donde casi siempre acampábamos.

Se me ocurrió compartir sobre la planificación familiar en lo que ahora se llama Salud Reproductiva por medio de la cual los adultos reciben información de fechas del mes en que la pareja debía cuidarse.

Una vez citada la gente me dispuse a terminar la consulta lo más pronto pues quería dar una charla profunda, participativa, vivencial y con todos los egos que se me ocurrían referente al tema, sin saber que iba a ser la primera y última vez que compartía esta charla en la selva...

Comenzamos hablando de generalidades con el fin de "romper

el hielo" y tener una participación activa de las mujeres pues los varones tenían un compromiso deportivo antes que caiga la noche; yo contaba con un buen traductor quien estaba seguro iba a cumplir su papel como siempre.

La charla avanzaba sobre los temas generales referentes a los días fértiles para procrear, sin embargo, yo notaba entre la audiencia cierta combinación de apatía y enojo, hasta que llegué a mencionar la otra utilidad de conocer las fechas en que no debían mantener relaciones con el fin de no procrear y de esa manera planificar la familia; casi inmediatamente se escuchó el murmullo en la sala y observaba la vehemencia con que las asistentes hablaban al traductor, lo primero que pensé fue que había interpretado equivocadamente alguna palabra o frase y me preguntaba qué era lo que realmente pasaba.

La reunión no volvía a su cauce debido al ruido y murmullo de las señoras que estaban evidentemente molestas con algo que seguramente, yo pensaba, no tenía que ver con lo que había tratado minutos antes. Entonces le pregunté al traductor de forma directa que había sucedido.

El traductor al principio no era claro conmigo seguramente por temor a desautorizarme o menoscabar mi presentación, sin embargo al pedirle que sea más directo y hablar con la sinceridad de siempre, recibí una lección que no imaginaba acerca de una realidad que no había tomado en cuenta, recuerdo casi textualmente las siguientes palabras " doctor las señoras están enojadas contigo porque dicen que no tienes ningún derecho a sugerir el no tener hijos o que deben limitarse en el número de embarazos, porque de pequeños fallecen una gran cantidad de niños en la selva, fallecen en promedio uno de cada dos niños antes de llegar a los 6 años, (dato recabado en 1988) y por esa razón ellas quieren estar embarazadas casi siempre porque tienen la esperanza de ver a algunos hijos ingresar a la escuelita, ése era el punto de referencia para tan dura realidad, "la escuelita".

En esta parte ya me sentía desconsolado pensando que el tema de la charla era improcedente frente a esa realidad que yo no veía, pues solo les visitaba, les atendía y me iba. Estaban en mi cabeza los datos epidemiológicos a nivel nacional en donde la herramienta utilizada era la tasa de mortalidad infantil, esto es, fallecidos menores de 1 año sobre cada 1.000 nacidos vivos; mientras la gente seguía susurrando yo me preguntaba si en estos lugares lejanos había registro formal de cantidad de fallecidos menores de 1 año. Evidentemente no había, solamente la percepción que en la selva los niños mueren en mayor número debido a la lejanía o imposibilidad de llevarlos a una unidad de salud sumado a la hostilidad de la jungla.

La charla se había transformado en un conversatorio con las señoras, siempre a través del traductor, pues al percatarse de mi asombro e interés en conocer sus argumentos hablaban más pausado debido seguramente a la tristeza que implicaba hablar de los vivos sin olvidar a los muertos, el traductor dijo que alguna de ellas reprochó ¡¡donde están los doctores cuando se nos está muriendo un hijo¡ era verdad¡¡, esa comunidad era de las que no tenía radio para activar el sistema de ambulancia aérea y debían salir en canoa o a pie demorando días y días con el niño quien en ocasiones no llegaba para ser atendido.

El tema de Planificación Familiar paso a convertirse en parte "de mi mochila" de recuerdos no gratos que llevaría por delante. Aún recuerdo que la tasa de mortalidad por mil no se podía aplicar, es más entendible decir que tiempo atrás morían en promedio uno de cada dos hijos antes de llegar a los 6 años de vida, las madres los recordaban como "aquellos que no ingresaban a la escuelita" …ósea aquellos que habían fallecido……

Han pasado muchos años, actualmente se observan mejores accesos a la selva con más brigadas y puestos fijos de atención. Se ve una mejora en el sistema de salud preventivo, pero hay que seguir alcanzando a las comunidades más lejanas que tienen poca comunicación, con programas sostenibles en el tiempo y con indicadores confiables., sin atropellar su cultura…

TODAVIA CANTABAN MI CANCIÓN

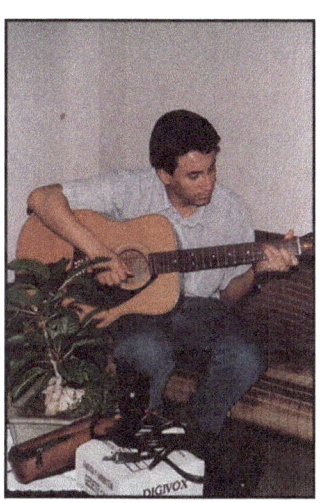

"... nunca venía mal alguna broma o algo de música para entrar en confianza; después nos dejábamos llevar por la corriente de la reunión, generalmente hasta altas horas de la noche..."

Preparaba con entusiasmo el equipo médico para uno de mis últimos viajes al interior de la verde espesura: Los nuevos medicamentos eran acomodados cuidadosamente en la caja de madera que permanecía intacta a pesar de los años; el resto del equipo y provisiones se organizaba casi en forma automática. De manera esporádica, y cuando había espacio, solía llevar una vieja guitarra que amenizaba los encuentros vespertinos con los nativos. Estábamos de acuerdo con aquella frase que menciona a la música como el alma de los pueblos, o por lo menos como una parte sustancial de cada cultura en donde se vuelcan pensamientos, emociones, convicciones, deseos, temores y recuerdos.

En este viaje, había elegido una localidad lejana, casi en el vértice de la frontera. En mis registros, miraba con cierto descontento que la última visita fue realizada casi un año atrás, pues oportunidades posteriores se vieron frustradas por malas condiciones climáticas y la extensa cantidad de localidades para cubrir. Estas circunstancias habían postergado la visita, pero ahora parecía que tendríamos éxito.

Después de un prolongado viaje en el avión monomotor, cuyo ruido y vibración dejan fibrilando los músculos durante un buen rato, aterrizamos en el lejano destino con la incertidumbre de cuál sería la recepción. Debido a la falta de radiotransmisor, en aquella comunidad no había manera de anticipar nuestra visita, y lo menos que podría causar nuestra llegada era sorpresa entre los nativos.

El recibimiento no fue multitudinario como en otros lados porque nadie estaba enterado y las familias no vivían cerca de la pista. Los niños que estaban recibiendo clases nos dieron una bulliciosa bienvenida. El profesor nos dijo sonriente que era inútil continuar con la clase a causa de que la atención de los niños estaba ahora centrada en los visitantes. Con las disculpas del caso, procedimos a instalarnos en la pequeña escuela para desempacar y organizar el lugar de trabajo. La presencia del profesor es fundamental en la comunidad y siempre tratábamos de establecer una relación con él, tan importante como con el promotor de salud, debido a que las actividades preventivas se vinculan directamente con la educación y hábitos de vida saludables.

No tuvimos que esperar demasiado para empezar a atender pacientes, pues habían oído el ruido del avión dando vueltas en su rutina de aproximación a la pista. Enseguida, nos vimos trabajando a gran ritmo en el improvisado consultorio; para las últimas horas de la tarde, nos daba la impresión de haber atendido a la mayoría de los habitantes, que eran alrededor de setenta.

Recibí con alegría un mensaje del profesor, quien se acercó para traer una inquietud general. Preguntó si por la noche nos reuniríamos con la gente. Esa iniciativa habitualmente partía de nosotros en el afán de completar el día con alguna charla, traductor de por medio, pues aquello que considerábamos parte de nuestro trabajo para ellos era todo un evento comunitario, no sólo porque podían encontrar alguna respuesta a sus consultas sobre salud, sino también porque podían exhibir su generosidad como anfitriones. Era un evento social imperdible.

Por la noche, luego del habitual baño en el río, retornamos para convertir el consultorio en sala de reunión y preparar la charla sobre algún tema referente a prevención. En esta oportunidad, le tocaba hablar a Hernán, quien, a veces y con justo derecho, gozaba de más popularidad que el médico gracias a su buena fama de reparar todo aparato descompuesto que llegaba a sus manos.

Aprovechando la escasa intervención que tendría aquella noche, yo intentaba afinar los acordes de la vieja guitarra acomodando los tonos a mi destartalada voz, con la esperanza de animar algún momento musical entre los presentes.

Era común iniciar el encuentro en un ambiente de precaución y timidez por parte de los nativos. Esto significaba que la iniciativa debíamos tomarla casi siempre nosotros; aparte de los discursos, nunca venía mal alguna broma o algo de música para entrar en confianza; después nos dejábamos llevar por la corriente de la reunión, generalmente hasta altas horas de la noche.

Las familias iban llegando y acomodándose en el lugar que empezó a resultar estrecho. Los niños acostumbraban sentarse en la parte de adelante. Hernán quiso saber si en nuestra visita del año pasado dimos alguna charla, ante lo cual contesté que no recordaba, pues se entremezclaban los lugares en mi memoria y había pasado cierto tiempo.

La apertura estuvo a cargo del profesor, quien reiteró la bienvenida y el agradecimiento por estar de nuevo en su comunidad. Yo inclinaba la cabeza en forma disimulada porque no me sentía precisamente halagado, el tiempo transcurrido me generaba cierta culpabilidad. Pronto llegó el turno de dirigirme a la audiencia con palabras de disculpa por el prolongado intervalo, a la vez que agradecí su hospitalidad. Cedí la palabra a Hernán para dar comienzo a la charla sobre prevención de malaria.

Siempre es estimulante tener un auditorio atento que, en este caso, escuchaba las palabras del traductor. Yo sabía que sus viviendas estaban lejos y que seguramente debían recorrer a oscuras un buen tramo, por el camino o por el río, de regreso a casa.

Luego de unos treinta minutos, nadie se levantó ni se vieron gestos de cansancio, solamente hubo un murmullo entre algunos nativos. Acto seguido, se aproximaron al profesor y le dijeron unas palabras para que las tradujera. Como estaba yo tan cerca, y dada mi curiosidad, le pregunté de qué se trataba. Él respondió: "Quieren que toques la guitarra porque algunos jóvenes iban a cantar". Sorprendido, traté de explicar al maestro que seguramente no podría entonar su canción, pues era desconocida para mí. "¡No es desconocida! porque es aquella que tú nos enseñaste el año pasado." Su aclaración me desconcertó por un instante, significaba un halago infinito; a decir verdad, no recordaba haber traído la guitarra el año pasado y, mucho menos, cuál era la canción que compartimos.

Esa duda fue aclarada de inmediato, cuando empezaron a entonar la letra y pude identificar la melodía de una canción sencilla que casi había olvidado. Ellos la recordaban perfectamente y pudimos compaginar de la mejor manera, primero con los jóvenes y luego con todos los asistentes.

Al terminar la serie de repeticiones que no parecían aburrir para nada a nuestro gentil auditorio, y después de resaltar su capacidad memorística, se me ocurrió preguntar a todos, por medio del traductor: "¿Por qué razón se acordaban tan bien de la letra y música de aquella canción?". Los adultos respondieron, a través del profesor, con una frase que quedaría grabada a fuego en mi alma: "Recordamos la letra porque la cantamos frecuentemente desde hace un año, ya que, desde aquella vez, nadie más ha vuelto de visita por estos lugares". Me invadió un silencio prolongado, mi halago se transformó en nostalgia, pues en una pequeña frase habían expresado su aislamiento, su abandono, su realidad.

Todavía cantaban mi canción, aunque para mí ya no era motivo de alegría. Aquella noche, cantamos ésa y mil canciones más, mientras recordaba que unos días antes había recibido la carta de aceptación para un postgrado de varios años en el exterior, con el objetivo de continuar mi formación médica.

Mientras terminaba de escribir estas líneas, evoqué una expresión de deseo que compartí con alguien el día de mi graduación en 1987, y que sonaba a utopía. Era el anhelo de madurar como ser humano y lograr una formación médica de excelencia, para ofrecerla a quien más lo precisara, trascendiendo fronteras y culturas. "Nunca es tarde para que los sueños se hagan realidad", lo dijo un día mi Padre, quien conoce mi corazón como ninguno, pues pertenece al suyo.

Por mi parte puedo decir "el anhelo fue cumplido y vale la pena haberlo vivido…"

www.ingramcontent.com/pod-product-compliance
Lightning Source LLC
Chambersburg PA
CBHW052302220526
45471CB00001B/456